Aljoscha A. Schwarz
Ronald P. Schweppe

BACH-
BLÜTEN

Aljoscha A. Schwarz
Ronald P. Schweppe

BACH-
BLÜTEN

Gesundheit für die Seele

Die Deutsche Bibliothek – CIP-Einheitsaufnahme

Schwarz, Aljoscha A.:
Bachblüten : Gesundheit für die Seele / Aljoscha A. Schwarz ;
Ronald P. Schweppe. – 2. Aufl. – München ; Landsberg am Lech :
mvg-verl., 1995
  (mvg-Paperbacks ; 509)
  ISBN 3-478-08509-8
NE: Schweppe, Ronald P.; GT

1. Auflage 1995
2. Auflage 1995

Das Papier dieses Taschenbuchs wird möglichst umweltschonend hergestellt
und enthält keine optischen Aufheller.

© mvg-verlag im verlag moderne industrie AG, München/Landsberg am
Lech.

Umschlaggestaltung: Vierthaler & Braun, München
Abbildungen: © Aurum Verlag GmbH, Braunschweig 1991;
Ines Blersch, Stuttgart
Satz: Fotosatz H. Buck, Kumhausen
Druck- und Bindearbeiten: Presse-Druck Augsburg
Printed in Germany 080 509/8 951002
ISBN 3-478-08509-8

Inhaltsverzeichnis

Vorwort

Immer mehr Menschen fragen sich, ob die eingefahrenen Denkweisen in bezug auf Heilungsmethoden, wie wir sie kennen, noch angebracht sind. Gerade in der Heilkunde findet augenblicklich eine Art „sanfte Revolution" statt. Die Auffassungen von ganzheitlicher Medizin verändern sich in erstaunlicher Weise: Selbst unter den konventionell in der Schulmedizin ausgebildeten Ärzten kommt es allmählich zu Zweifeln daran, ob die Schulmedizin allein der Weisheit letzter Schluß sein kann.

Nun sollte man allerdings nicht von einem Extrem ins andere verfallen, die Schulmedizin nicht in Bausch und Bogen ablehnen und ihre Verdienste und Errungenschaften nicht mindern. Die Schulmedizin und die moderne medizinische Forschung haben uns immerhin von zahlreichen lebensbedrohlichen Krankheiten erlöst, sie haben die Lebenserwartung erhöht und die Säuglingssterblichkeit verringert, und sie haben diagnostische Hilfsmittel entwickelt, von denen unsere Vorfahren nicht einmal träumten.

Dennoch hat es den Anschein, als steckte die Schulmedizin bei der Behandlung vieler Erkrankungen des modernen Menschen in einer Sackgasse. Die Gründe dafür liegen in der Art und Weise, den Menschen und seine Krankheiten zu betrachten. Nach wie vor behandelt die Schulmedizin vorwiegend Symptome, und die faszinierenden Möglichkeiten der Diagnostik werden als Ersatz für menschliches Einfühlungsvermögen benutzt. In den wenigsten Fällen nimmt sich der Schulmediziner genügend Zeit für den Patienten und forscht nach den tieferliegenden Ursachen einer Krankheit. Während nun aber die Symptome immer relativ leicht zu erkennen sind, bleiben die Ursachen meist dem oberflächlichen Blick verborgen. So ist es natürlich wesentlich leichter, die Diagnose Asthma, Neurodermitis oder Krebs zu stellen, als dem Patienten nun konkret zu sagen, weshalb er gerade in diesem Moment an dieser besonderen Krankheit leidet. Entsprechend schwer fällt dann auch die Heilung.

Die Versäumnisse liegen allerdings nicht allein bei den Schulmedizinern, sondern auch bei den Patienten. Ungeduld ist nämlich eines der charakteristischsten Merkmale des Zivilisationsbürgers.

Und ebenso wie in anderen Bereichen wirkt sich dieser Mangel an Geduld auch im Bereich der Krankheit und der Genesung negativ aus. Nur wenige Patienten sind wirklich bereit, sich ernsthaft mit ihrer Krankheit auseinanderzusetzen und dem Heilungsprozeß einen angemessenen Zeitraum zur Verfügung zu stellen. So nimmt es nicht Wunder, daß nur wenige Menschen die eigentliche Botschaft ihrer Krankheit erkennen.

Unser Unterbewußtsein ist ständig darum bemüht, unsere seelische, körperliche und geistige Entwicklung möglichst gut zu fördern. Bei Abweichungen von unserem natürlichen Entwicklungsweg meldet sich das Unterbewußtsein mit den ihm zur Verfügung stehenden Mitteln: Wir bekommen Alpträume, Neurosen oder werden krank. Es ist dabei wichtig, sich eines klarzumachen: Die Krankheit ist keine Strafe, sondern eine Information, ein Signal, das uns wieder auf unseren Weg bringen will.

Wenn nun Patienten fordern, der Arzt möge ihre Beschwerden möglichst schnell und bequem unterdrücken, kann der notwendige Bewußtseinsprozeß natürlich nicht eintreten. Die Einnahme schmerzstillender und betäubender Medikamente, die operative Entfernung von störendem Gewebe oder funktionsuntüchtigen Organen „ersetzt" dann die Auseinandersetzung und Beschäftigung mit dem Krankheitsbild.

Natürlich wäre es am besten, wenn wir alle dahin gelangen könnten, bereits bei kleinsten und subtilsten Störungen aufzuhorchen, statt erst bei wirklich dramatischen, unter Umständen sogar lebensbedrohlichen Krankheiten Konsequenzen zu ziehen. Um aber kleine Unausgeglichenheiten wahrnehmen zu können, ist es notwendig, die eigene Sensibilität und Bewußtheit zu erhöhen.

Methoden, die die Wahrnehmungsfähigkeit und Bewußtheit erhöhen, hat es schon immer gegeben. Heute treten alte Lehren wie Yoga, Tai Chi, Zen oder Wyda wieder mehr ins Bewußtsein der Menschen, die sich von der einseitig technologischen und materiell orientierten Zivilisation des Westens nicht in ihrem Wesen angesprochen oder gar bedroht fühlen. Auch neuere Methoden wie das Autogene Training, das Positive Denken oder Imaginationstechniken versuchen das wieder erwachende Bedürfnis nach bewußterem Leben zu befriedigen.

All diese Methoden haben ihre Vorteile, und sie haben vielen Menschen auf ihrem Weg geholfen. Auch die Bach-Blütentherapie hat letztendlich dasselbe Ziel: Sie will dem Menschen wieder zu einer bewußten Ganzheit verhelfen, die ihn in die Lage versetzt, sein Leben zufrieden, selbstbestimmt und im Einklang mit sich selbst zu leben.

Die Bach-Blütentherapie hat sich innerhalb weniger Jahre von einer kaum bekannten „esoterischen" Therapieform zu einer der populärsten und beliebtesten alternativen, ganzheitlichen Heilmethoden entwickelt. Und das nicht ohne Grund: Die Blütentherapie entfaltet ihre Kraft ohne jegliche Nebenwirkungen, sie bezieht Seele und Geist mit in den Heilungsprozeß ein, und sie führt zu einer ganzheitlichen Weiterentwicklung des Menschen. Es wäre also völlig falsch, die Blütenessenzen lediglich für ein weiteres Arzneimittel zu halten und sie mit den Pillen und Tabletten, wie sie die Schulmedizin kennt, zu vergleichen. Die sanfte Heilung durch die Blütenessenzen geht weit über das Kurieren an Symptomen hinaus.

Erst in den letzten Jahren haben sich die Kenntnisse über die Bachsche Blütenmethode explosionsartig verbreitet und sind allgemein bekannt geworden, doch die Methode selbst ist nun bald 100 Jahre alt. Schon zu Beginn dieses Jahrhunderts fand ein englischer Arzt namens Dr. Edward Bach in zahlreichen Selbstversuchen heraus, daß bestimmte Krankheiten durch ganz spezifische Pflanzenextrakte gelindert oder sogar geheilt werden können.

Zunächst möchte man annehmen, daß die Heilwirkung von Pflanzen wohl nichts Neues ist; schon immer wurden in der Naturheilkunde Blätter, Blüten oder andere pflanzliche Bestandteile verwendet.

Doch in der Tat stellten die Bachschen Blütenessenzen eine Revolution im Bereich der alternativen Heilmethoden dar.

Dies wird erst dann verständlich, wenn man sich mit der Art und Weise beschäftigt, wie die Bach-Blütenessenzen wirken. Schon das Wort „Pflanzenextrakt" ist nämlich in diesem Zusammenhang etwas irreführend. Es wird dadurch die Vorstellung erweckt, daß irgendwelche materiellen Bestandteile der verwendeten Pflanzen in die Essenz übergehen. Gerade dies ist aber nicht der Fall! Bei den Bach-Blütenessenzen geht lediglich eine „Information" oder „Schwingung" auf die Trägerflüssigkeit (Wasser und Alkohol) über.

Über die exakten Abläufe bei diesem Vorgang herrscht bisher in der Wissenschaft noch Unklarheit. Deutlich dagegen sind die erstaunlichen Wirkungen dieser Essenzen auf die Seele des Menschen.

Bei der Bach-Blütentherapie geht man davon aus, daß die meisten Krankheiten in erster Linie als eine Folge von seelischen Belastungen und Unausgewogenheiten entstehen – eine Erkenntnis, die allen alten Kulturvölkern selbstverständlich war. Die positiven Schwingungen der Bach-Blütenessenzen sind dem jeweiligen negativen Gemütszustand, den wir lindern wollen, entgegengesetzt und lösen das Problem (etwa Angst) auf, statt es zu bekämpfen.

Die Blütenessenzen weisen aufgrund dieses Wirkungsprinzips noch eine weitere wichtige Eigenschaft auf: Selbst bei falscher oder zu hoher Dosierung sind keinerlei Schädigungen zu befürchten. Daher ist die Einnahme von Bachblüten auch immer als zusätzliche Behandlung bei einer konventionellen Therapie zu empfehlen. Oft wird dadurch die Heilung deutlich beschleunigt, da die Blütenessenzen direkt auf den seelischen Zustand einwirken und somit die Gemütsverfassung harmonisieren.

Das Prinzip der Methode Dr. Bachs, nicht durch physische Heilmittel, sondern durch subtilere Wechselwirkungen zwischen Natur und Mensch eine ganzheitliche Heilung herbeizuführen, wird auch in Zukunft weiterführende Konsequenzen für das Verständnis von Krankheit und Heilung bringen.

Seit Dr. Bach seine „38 Heiler" entdeckt hat, ist die Geschichte nicht stehengeblieben. So gibt es natürlich auch auf dem Gebiet der Bach-Blütentherapie mittlerweile einige Weiterentwicklungen. Zusätzliche wirksame Blütenessenzen wurden gefunden, wichtige Kombinationsmöglichkeiten der Essenzen entdeckt und eine „intuitive Blütentherapie" entwickelt, die dem Patienten einen einfachen Weg aufzeigt, die richtige Blütenessenz oder Kombination für sich zu finden.

Die Bachsche Methode hat bereits vielen Tausenden Menschen zu einem gesünderen und harmonischeren Leben verholfen, ohne daß irgendwelche Nebenwirkungen oder Nachteile zu verzeichnen wären. Deshalb können Sie sich auch schnell und effektiv mit der Bach-Blütentherapie selbst behandeln, ohne daß Sie über irgendwelche besonderen Fähigkeiten oder Kenntnisse verfügen müßten – lediglich ein wenig Selbstbeobachtungsgabe benötigen Sie.

Wir hoffen, daß wir Ihnen mit diesem Buch die wunderbare Welt der Bach-Blütentherapie näherbringen können. Sie werden erfahren, wer Dr. Bach war und wie er die Essenzen entdeckte, wie die Bachblüten wirken, welche Blütenessenz für welchen seelischen Zustand geeignet ist, wie Sie intuitiv Ihre ganz persönliche Essenz finden können, wie Sie durch einfache Meditationen die Wirkung der Bach-Blütentherapie verstärken und sogar, wie Sie selbst Essenzen herstellen können.

Sicherlich werden auch Sie von der heilsamen Kraft der Bach-Blütentherapie profitieren können. Wir wünschen Ihnen dabei auf Ihrem Weg alles Gute.

Ronald P. Schweppe
Aljoscha A. Schwarz

1. Kapitel:
Die Geschichte der Bachblüten

Das Leben des Dr. Bach

Dr. Edward Bach, der Begründer der Bach-Blütentherapie, wurde 1886 in einem kleinen Ort in der Nähe der englischen Stadt Birmingham geboren. Sein Vater war Messinggießer, und zunächst sollte auch Edward dieses Handwerk erlernen. Als er 17 Jahre alt war, begann er daher eine Lehre als Messinggießer, die er jedoch aus gesundheitlichen Gründen bald wieder abbrechen mußte.

Der Gesundheitszustand der Bevölkerung, insbesondere der Arbeiter, war zu Beginn unseres Jahrhunderts im allgemeinen ziemlich schlecht. Es gab keine wirksamen Impfungen, das Penicillin wurde erst 1928 von Fleming entdeckt, und die hygienischen Bedingungen waren zum Teil verheerend.

Der junge Edward Bach fühlte sich berufen, seinen Mitmenschen zu helfen und ihre Not zu lindern. Sein Vater war relativ wohlhabend, und Edward war nach Abbruch der Lehre fest entschlossen, Arzt zu werden. So begann er im Alter von 20 Jahren an der renommierten Universität von Cambridge mit dem Studium der Medizin.

Edward erwies sich als sehr begabt und schloß sein Studium mit Auszeichnung ab. Sein Wissensdurst war danach jedoch keineswegs gestillt. Er forschte und studierte weiter, erwarb vier weitere Diplome und wandte sich dann der Bakteriologie zu.

Bald wurde er durch die herausragenden Ergebnisse seiner Forschungen bekannt. Unter anderem entdeckte er Zusammenhänge zwischen bestimmten chronischen Leiden und Darmbakterien. Es gelang ihm auch, entsprechende Impfstoffe herzustellen, mit denen diese Leiden behandelt werden konnten.

Aber Dr. Bach war mit seiner Tätigkeit nicht völlig zufrieden; er spürte, daß die rein körperliche Behandlung von Symptomen nicht das Wesentliche war. Immer klarer wurde ihm, daß die seelische Verfassung eine große Rolle bei der Entstehung von Krankheiten spielt – lange vor der Entdeckung der Psychosomatik. Daher befaßte er sich immer mehr mit den seelischen Nöten und Problemen seiner Patienten, saß stundenlang an den Betten der Kranken und hörte ihnen geduldig zu.

Ungefähr 1918 kam Dr. Bach dann das erste Mal mit den Lehren des Arztes Christian Friedrich Samuel Hahnemann in Kontakt, der hundert Jahre zuvor mit seinem Standardwerk „Organon der rationellen Heilkunde" die homöopathische Medizin begründet hatte. Diese Begegnung leitete eine Wende in seinen Forschungen ein. Vor allem das Prinzip, den Menschen und nicht die Krankheit zu behandeln, leuchtete ihm ein und entsprach dem, was er immer schon gefühlt hatte.

Dr. Bach ging an das Londoner Homöopathische Krankenhaus, wo er zunächst seine bakteriologischen Forschungsarbeiten weiter betrieb; nun allerdings unter einem anderen Blickwinkel. Er fand heraus, daß eine bestimmte Darmflora nicht nur einem bestimmten Krankheitsbild, sondern noch deutlicher einem ganz bestimmten Persönlichkeitsbild entsprach.

Er fand sieben Gruppen von Darmbakterien, die sieben verschiedenen Charaktertypen entsprachen. Daraufhin entwickelte er homöopathische Medikamente, die nicht mehr gespritzt werden mußten wie die Impfstoffe, die er früher entwickelt hatte, sondern die eingenommen werden konnten, was den Patienten verständlicherweise wesentlich lieber war und auch seltener zu Komplikationen führte. Diese berühmten sieben Bach-Nosoden (Nosoden sind homöopathische Arzneimittel) halfen vielen Menschen, besonders solchen, die an chronischen Krankheiten litten.

Im Laufe der Zeit fiel Dr. Bach auf, daß es mehr auf die Persönlichkeit des Patienten ankam, welche der Nosoden wirksam war, als darauf, welche Krankheitsymptome der betreffende Patient aufwies. Er zog die Konsequenz und achtete fortan bei seinen Behandlungen mehr auf die psychischen Probleme und die Persönlichkeit seiner Patienten. Schnell erwies sich, daß er auf dem richtigen Weg war.

Doch er war immer noch nicht recht zufrieden mit seinen Heilerfolgen. Er war der festen Überzeugung, daß Gott sich in seiner Schöpfung ausdrückte und daß wahre Heilung nur von Gott kommen könnte. Wahrhaftige Heilmittel in diesem Sinne wären also nur in der unberührten Natur zu finden.

Schon als Kind hatte Edward stundenlang die Wälder und Felder in der Umgebung seines Geburtsortes durchstreift, Tiere beobachtet und alle heimischen Pflanzen kennengelernt. Sein angeborener Forscherdrang hatte ihn zu einem Experten auf dem Gebiet der Botanik werden lassen. Nun ging er wieder in die Natur zurück. Jeden Tag wanderte er mehrere Stunden und begann damit, nach heilkräftigen Kräutern und Pflanzen zu suchen, mit denen er die chemischen, aus Bakterien gewonnenen Nosoden ersetzen könnte. Seine Überzeugung, mit natürlichen Mitteln wahre Heilung herbeiführen zu können, wurde immer stärker. Er probierte alle möglichen Kräuter und Naturheilmittel an sich selbst aus. Doch es sollte noch eine Weile dauern, bis er zu seiner Methode fand.

Bei einem Urlaub in Wales, als er durch die wilde Natur streifte, überkam ihn eine Art „Erleuchtung". Er fand die Blüten, aus denen er mit Hilfe seiner „Sonnenmethode" die drei ersten Bach-Blütenessenzen herstellte: *Mimulus* gegen Furcht vor Armut und Alleinsein, *Impatiens* gegen übertriebene Hast sowie *Agrimony* gegen die übermäßige Neigung zur Selbstaufgabe. Besonders diese ersten Essenzen reflektierten auch die Probleme, die ihn selbst belasteten.

Die 38 Heilessenzen

Endlich hatte Dr. Bach das gefunden, was er schon immer gesucht hatte: Heilmittel, die direkt auf die Seele des Menschen wirkten! Sein weiterer Weg erschien ihm klar von Gott vorgezeichnet. Er gab seine Forschungsarbeiten in der Londoner Homöopathischen Klinik auf und schloß dann auch endgültig seine ärztliche Praxis.

Er zog aufs Land, wo er sich niederließ, um weitere Blüten zu finden, die die Seele des Menschen heilen könnten. Er war der unberührten Natur wieder so nahe, wie er es in seiner Kindheit gewesen war. Seine außergewöhnliche Beobachtungsgabe, seine verläßliche Intuition und seine Überzeugung, daß in allen natürlichen Pflanzen der Geist Gottes wirke, ließen ihn immer mehr heilsame Blütenessenzen finden.

Als er die ersten zwölf Blüten gefunden hatte, mit denen er vielen Menschen mit den unterschiedlichsten seelischen Problemen helfen konnte, entschloß er sich, der größtenteils armen Bevölkerung, die sich in der Regel keinen Arztbesuch leisten konnte, ein Mittel an die Hand zu geben, Zufriedenheit und Gesundheit zu erreichen. Er schrieb das Büchlein ,,The Twelve Healers and other Remedies"[1], in dem er seine ersten zwölf Essenzen vorstellte und erklärte. Dies waren außer den drei bereits genannten: *Water Violet* gegen Arroganz, *Scleranthus* gegen Stimmungsschwankungen, *Rock Rose* gegen große Angst, *Centaury* gegen Durchsetzungsschwäche, *Chicory* gegen zu große Sorgen um andere, *Vervain* gegen Streß, *Clematis* gegen Tagträumerei, *Cerato* gegen mangelndes Selbstvertrauen und schließlich *Gentian* gegen Entmutigung.

Aber damit war Dr. Bach noch nicht am Ende seines Schaffens angelangt. In den wenigen Jahren, die ihm noch blieben, fand er noch 27 weitere Essenzen, die bei vielen seelischen, und körperlichen Problemen helfen konnten.

Heile Dich selbst!

Dr. Bach war ein Praktiker. Er erkannte die Leiden seiner Mitmenschen, und es war ihm ein Bedürfnis, diese zu lindern.

Doch er bemühte sich ebenso um ein theoretisches Verständnis von Krankheit, Gesundheit und Heilung. Im Vordergrund stand bei all seinen Gedanken seine tiefe Gläubigkeit, die ihm die Gewißheit gab, von Gott geleitet und unterstützt zu werden.

Der Kern seiner Lehre bestand in der Erkenntnis, daß Krankheit und Leiden ihrem Wesen nach seelische Konflikte sind und nur durch seelische Bemühungen geheilt werden können.

Wenn unsere Seele und unsere Persönlichkeit in Harmonie sind, ist keine Krankheit und kein Leiden möglich. Wir sind dann zufrieden, glücklich, ausgeglichen und körperlich, geistig und seelisch gesund.

Wenn wir krank werden, sollten wir das folglich als Signal sehen, daß wir unsere innere, natürliche Harmonie verloren haben. Um gesund zu werden, müssen wir uns darum bemühen, das Gleichgewicht wiederherzustellen.

Das kann selbstverständlich nicht durch Medizin oder Operationen geschehen. Wir selbst müssen uns bemühen, in Einklang mit der Schöpfung zu gelangen. Ein wichtiger Weg dorthin war für Dr. Bach die Liebe zu allen Menschen und die Demut vor dem Schöpfer.

---

[1] Die Zwölf Heiler und andere Heilmittel

Aber nicht nur die Mitmenschen, sondern *alle* Lebewesen verdienen unseren Respekt. In seinem Buch „Heal Thyself"[2] prangert Bach Tierversuche und Vivisektion als unsinnige Tieropfer an. Zu Recht bezweifelt er, daß die massenhafte Tötung von Versuchstieren unsere eigenen Fehler und Mängel beheben könnte – dieses Thema ist gerade heute, angesichts der Grausamkeiten der Massentierhaltung, der Ausrottung vieler Arten und des unvermindert anhaltenden Mißbrauchs Tausender von Tieren in Tierversuchen aktuell.

Es war jedoch nicht Dr. Bachs Sache, sich bei Kritik und Zweifel allzulange aufzuhalten; statt dessen gab er viele praktische Hinweise darauf, wie ein glückliches, gesundes Leben zu verwirklichen sei: körperliche, seelische und geistige Hygiene, Ernährungstips – dabei vor allem die Empfehlung, Fleisch zu meiden –, Erläuterungen zur Lebensführung und seelischen Haltung.

Vor allem aber fand Dr. Bach seine Blütenessenzen, die unseren negativen Seelenkräften wie Angst, Stolz, Mißtrauen, Selbstbezogenheit und vielen anderen ihre göttlichen, starken, positiven Kräfte entgegensetzen und auf diese Art und Weise wahre Heilung herbeiführen können.

Die Verbreitung der Bach-Blütentherapie

Im Jahre 1936 starb Dr. Bach. Doch sein Vermächtnis lebt bis heute weiter. Die vielen Menschen, denen er mit seinen heilkräftigen Blütenessenzen helfen konnte, bewahrten ihn lange im Gedächtnis.

In Sotwell, dem Ort, in dem er gestorben war, wurde das Dr.-Edward-Bach-Centre gegründet, das sich dem Erbe dieses großen Mannes widmet.

Während sich die Bach-Blütentherapie in England schnell verbreitete, dauerte es bis in die siebziger Jahre, bis diese ganzheitliche Methode auf dem Kontinent und also auch bei uns bekannt wurde. Als die Menschen begannen, an der Schulmedizin zu zweifeln und sich natürlichen und ganzheitlichen Heilweisen zuzuwenden, entdeckten sie auch Bachs Heilkunst wieder.

---

[2] Diese Schrift Dr. Bachs sowie die Übersetzung von „The Twelve Healers and other Remedies" finden Sie in dem Buch „Blumen, die durch die Seele heilen", erschienen im Heinrich-Hugendubel-Verlag.

In den letzten 15 Jahren hat die Bach-Blütentherapie weltweit unglaubliche Verbreitung gefunden. Neue Essenzen wurden entdeckt, Kombinationen von Essenzen geprüft, und neue Formen der Blütentherapie, wie die intuitive Blütentherapie, wurden entwickelt.

Heute ist das ganzheitliche Heilen mit Blütenessenzen für viele chronisch kranke Menschen eine Selbstverständlichkeit und ein großartiges Geschenk.

2. Kapitel:
Wie wirken die Bachblüten?

Bachblüten als alternative Heilmethode

Die Blütenessenzen Dr. Bachs kann man heute schon in vielen Apotheken kaufen, viele Heilpraktiker und einige wenige Schulmediziner verordnen sie.

Doch die Bach-Blütenessenzen sind nicht vergleichbar mit Medikamenten wie die vielen Pillen, Tabletten und Spritzen, mit denen uns die Schulmedizin traktiert. Die Bach-Blütentherapie ist eine *wirklich* alternative Heilmethode und unterscheidet sich grundsätzlich von unseren konventionellen Methoden; nicht so sehr allerdings von gewissen Methoden der chinesischen oder indischen Medizin – doch davon später.

Der entscheidende Unterschied zu den Medikamenten, die wir kennen, besteht darin, daß die Bach-Blütenessenzen nicht materiell wirken. Bei der Herstellung der Essenzen geht (im Idealfall) *kein* „Wirkstoff" auf das Wasser über. Bach-Blütenessenzen sind also nicht mit Pflanzenauszügen gleichzusetzen! Chemisch und physikalisch gesehen ändert sich an dem Wasser, das zur Herstellung der Essenzen verwendet wird, nichts oder zumindest nichts, das mit unseren wissenschaftlichen Methoden meßbar wäre.

Wie wirken die Bach-Blütenmittel denn dann, wenn „nichts drin ist"? Die Bach-Blütenmethode ist eine *energetische* Heilweise. Nicht die stoffliche Substanz der verwendeten Blüten geht in die Trägerflüssigkeit Wasser und Alkohol über, sondern die Lebensenergie der Blüten. Wenn wir diese positiven Energien aufnehmen, werden nicht einfach unsere Symptome kuriert, sondern wir werden von innen heraus wirklich geheilt.

Es fällt vielen von uns schwer, dieses Konzept anzunehmen, da unsere gesamte Kultur und vor allem unsere Wissenschaften ausschließlich materialistisch ausgerichtet sind. Im Osten, beispielsweise in China, haben energetische Heilweisen jedoch Vorrang vor rein materiellen Methoden; die bekannte Akupunktur ist ein gutes Beispiel für ein solches Verfahren.

Übrigens ist auch das Prinzip der Prävention, der Vorbeugung, das Dr. Bach lehrte, im Osten weiter verbreitet als bei uns; so heißt es in China: „Ein guter Arzt hat keine kranken Patienten." Wenn alle Energien in unserem Körper im Lot sind, kann keine Krankheit auftreten: Das ist die Aufgabe einer wahren Heilkunst, an der sich unsere Heilkundigen eher orientieren sollten als an immer mehr und immer neueren Geräten und Chemikalien.

Die Bach-Blütentherapie sollte daher in der Regel auch nicht wie eine herkömmliche medikamentöse Therapie eingesetzt werden. Das „funktioniert" zwar zunächst schon und hat im Gegensatz zu vielen herkömmlichen Verfahren den Vorteil, daß keinerlei negative Nebenwirkungen auftreten können, ist aber auf die Dauer nicht im Sinne der ganzheitlichen Heilung, die Dr. Bach anstrebte.

Erstens sollten wir die Essenzen nicht einfach ohne nachzudenken und ohne den Willen, uns innerlich zu ändern, wie irgendwelche Pillen einnehmen. Die Bachblüten sollten ein *Hilfsmittel* bei unserer seelischen Entwicklung sein, sozusagen ein Wegweiser oder ein Wanderstab, aber kein Schnellzug, der uns ohne Zutun an unser Ziel bringt.

Zweitens sollten wir nicht erst dann Bachblüten einnehmen, wenn bereits Symptome auftreten. Wenn Sie an leichten Kopfschmerzen leiden oder einen kleinen Schnupfen haben, können Ihnen die Bachblüten möglicherweise direkt helfen. Bei stärkeren Beschwerden ist es jedoch ein Irrtum anzunehmen, sie könnten schnelle Linderung Ihrer Symptome erfahren, indem Sie Bachblüten einnehmen. Dazu sind sie nicht bestimmt. Bachblüten heilen die Seele. Erst die Seele heilt den Körper, doch das dauert unter Umständen längere Zeit. Die Bach-Blütenessenzen sind für den körperlich einigermaßen gesunden Menschen geeignet, oder aber für denjenigen, der an einer chronischen Krankheit leidet und für den es nicht so sehr auf die Zeit ankommt. Die Stärke der Bach-Blütentherapie liegt in der Vorbeugung, indem sie seelische Ungleichgewichte heilt. Warten Sie daher nicht ab, bis Sie krank werden. Nehmen Sie die Bachblüten nicht ein, wenn Sie bereits unter den Symptomen einer Krankheit leiden, sondern ... *jetzt*!

Homöopathie und Bachblüten

Dr. Bach schätzte die Homöopathie Hahnemanns sehr. Sie war wie eine Offenbarung für ihn gewesen, als er das erste Mal mit ihr in Kontakt kam. Die Homöopathie stellt nämlich einen Mittelweg zwischen der herkömmlichen Medizin und der energetischen Heilkunst dar.

Da bezüglich der Homöopathie viele Mißverständnisse herrschen und viele Menschen fälschlicherweise annehmen, Homöopathie sei Naturheilkunde, sollen nun kurz ihre Prinzipien erklärt werden.

Im Jahre 1810 stellte der Arzt Samuel Hahnemann das sogenannte „Ähnlichkeitsprinzip" auf: „Similia similibus curentur", das heißt: Gleiches wird von Gleichem geheilt. Auch das Wort „Homöopathie" trägt diese Bedeutung in sich. So wird beispielsweise das hochgiftige Schwermetall Thallium, das Haarausfall bewirkt, gerade bei Haarausfall verschrieben — allerdings in äußerst geringen Mengen.

Bei der Herstellung homöopathischer Heilmittel ist eine besondere Vorgehensweise vorgeschrieben; sie müssen auf bestimmte Art und Weise geschüttelt und jeweils 1:10 verdünnt werden. Dieser Vorgang heißt „potenzieren", also „verstärken".

Die Verdünnung wird durch ein „D" und die Potenz angegeben: $D1 = 1:10$, $D2 = 1:100$, $D12 = 1:1\,000\,000\,000\,000$. Die Anzahl der Nullen entspricht also der Zahl hinter dem „D". Je höher die Potenz ist, desto stärker ist laut Hahnemann die Wirkung des homöopathischen Mittels.

Hier wird nun die Ähnlichkeit mit der Bachschen Methode klar. Spätestens bei D19 befindet sich in der Arznei *kein einziges Atom* der Ausgangssubstanz mehr, und schon lange vorher ist sie mit den heutigen wissenschaftlichen Möglichkeiten nicht mehr nachweisbar! Die Wirkung des Medikaments beruht also auf der Übertragung von Energie oder Information von dem Ausgangsstoff auf die Trägersubstanz durch die besondere Art und Weise der Herstellung.

Bei der Homöopathie handelt es sich also um eine Methode, die in der Hauptsache energetisch oder *feinstofflich* wirkt, ihre Wurzeln jedoch noch in der materiellen oder stofflichen Heilkunde hat. Die homöopathischen Mittel werden daher auch nicht nur nach Symptomen, sondern unter Berücksichtigung der Persönlichkeit des Patienten verordnet. Man könnte die Homöopathie in dieser Hinsicht also durchaus als eine Art Vorläufer der Blütentherapie Dr. Bachs betrachten.

Dr. Bach selbst bewunderte Hahnemann sehr und war von der Homöopathie so begeistert, daß er begann, Forschungen auf diesem Gebiet zu betreiben, die schließlich zur Entwicklung der berühmten Bach-Nosoden führte. Schließlich gelang es ihm, ein Mittel zu finden, das noch direkter auf die Seele wirkte – die Blütenessenzen, bei denen ausschließlich die „Schwingung", die „Information", die „Energie" oder wie immer man es nennen will, die Heilung der Seele von innen heraus herbeiführt.

Bach-Blütentherapie und Schulmedizin

Spätestens nach diesen Erläuterungen dürfte klar sein, daß die Schulmedizin mit der Bach-Blütentherapie immer schon ihre Probleme hatte. Leider ist das bis heute so. Was sich mit Hilfe der Wissenschaft noch nicht erklären läßt, gilt so manchem als unmöglich.

Nun wäre es aber verfehlt, die Schulmedizin komplett abzulehnen, denn das hieße ja auch, denselben Fehler zu begehen, den man ihr häufig ankreidet: nicht offen für alle Möglichkeiten zu bleiben und die eigenen Grenzen zu kennen oder zumindest anzuerkennen, daß es solche Grenzen gibt. Dr. Edward Bach selbst weist gleich am Anfang seines Buches „Heal Thyself" darauf hin, daß er keineswegs beabsichtige, die Medizin überflüssig erscheinen zu lassen.

Das ist nicht nur seiner Höflichkeit, seiner bescheidenen Haltung oder gar dem Umstand, daß er selbst ursprünglich Schulmediziner war, zu verdanken. Die Schulmedizin hat durchaus ihre Berechtigung und ihre Stärken. Sie hat natürlich ihre Grenzen wie jede Methode – auch die Bach-Blütentherapie. Um ein simples Beispiel zu nennen: Wenn Sie sich das Bein brechen, werden Sie allein mit Bachblüten nicht viel bewirken können; wir würden Ihnen sehr dazu raten, in diesem Falle doch zu den bewährten Methoden unserer Schulmedizin zu greifen. Mit Bach-Blütenessenzen können Sie dann die Heilung durchaus beschleunigen; aber *ausschließlich* Bachblüten wären in diesem Fall sicherlich nicht das Mittel der Wahl. Hier *soll* ja ein Symptom behandelt werden.

Es gibt nämlich ein weitverbreitetes Mißverständnis. Es stimmt in der Regel schon, daß die Schulmedizin lediglich Symptome und keine Ursachen behandelt. Doch oft halten uns Symptome, selbst wenn wir die seelischen Ursachen erkannt haben, davon ab, an uns zu arbeiten. Wenn wir beispielsweise unter starken Schmerzen leiden, ist es kaum möglich, sich auf etwas anderes zu konzentrieren. Bei starken Schmerzen ist es also durchaus notwendig, zunächst einmal die Symptome zu behandeln!

Schön wäre es − und es besteht eine Tendenz, in diese Richtung zu gehen −, wenn sich Schulmedizin und alternative Heilweisen zunehmend ergänzen und voneinander lernen würden. Zwar sind Krankheit und Leiden letztendlich in unserer Seele begründet, so daß wahre Heilung immer eine seelische Heilung bedeuten muß, doch sind wir auch materielle Wesen und damit auch den Gesetzen der Materie unterworfen. Wenn wir beides akzeptieren, werden wir auch einen Weg zu einer wirklich *ganzheitlichen* Gesundheit finden.

Wir möchten Ihnen an dieser Stelle auch ausdrücklich empfehlen, bei gesundheitlichen Problemen zunächst einen Arzt aufzusuchen. Nur: Der Arztbesuch sollte nicht alles sein! Betrachten Sie jede Krankheit als einen Hinweis Ihrer Seele oder Ihres Unterbewußtseins. Mit Bachblüten können Sie Ihre Gesundung unterstützen und gerade bei chronischen Leiden eine entscheidende Wende einleiten. Doch die Arbeit an der eigenen Persönlichkeit können die Blütenessenzen nur *fördern*, aber nicht ersetzen.

Die psychotherapeutische Wirkung der Essenzen

,,Psychotherapie'' hört sich für manche Menschen zunächst vielleicht ein wenig abschreckend an. Übersetzt bedeutet es allerdings nicht mehr und nicht weniger als ,,Seelenpflege'' − etwas, das sicherlich jedem guttun würde.

Nun wäre es zwar wünschenswert, wenn jeder Mensch einen weisen Lehrer an seiner Seite hätte, der ihn auf seinem Weg unterstützt und seine Seele pflegt. Da das natürlich nicht der Fall ist, wird man dies wohl oder übel selbst tun müssen. Ein Psychotherapeut, ein Arzt oder Psychologe wird in der Regel, allein schon aus Kostengründen, erst dann aufgesucht, wenn schon schwere Probleme vorhanden sind, mit denen man allein nicht mehr ohne weiteres fertig wird.

Mit den Bach-Blütenessenzen können Sie nun eine wirkliche Seelenpflege betreiben. Selbstverständlich ersetzen auch die Bachblüten keinen psychologisch ausgebildeten Therapeuten, der einem aus einer größeren Krise helfen kann, aber sie stellen ein ausgezeichnetes Hilfsmittel bei der Arbeit an der eigenen Persönlichkeit dar.

In vielen Fällen ist es jedoch so – und das ist die große Stärke der Bachblüten –, daß die Einnahme der Blütenessenzen seelische Prozesse in Gang setzt, von denen Sie selbst zunächst vielleicht überhaupt nichts merken. Sie nehmen die Essenzen ähnlich wie eine Medizin ein, weil Sie ein seelisches Problem oder eine Krankheit plagt. Die positive Kraft der Bachblüten schafft dann in Ihrer Seele (oder Ihrem Unterbewußtsein) ein heilsames Gegengewicht zu den negativen Energien, die zu Ihren Problemen oder Ihrer Krankheit geführt haben. Langsam beginnt Ihr Problem zu schwinden, Sie werden gelassener, ruhiger und gesünder, und vielleicht entsteht nun eher die Bereitschaft, bewußter auf die eigenen Probleme einzugehen.

Nun lassen es viele Menschen dabei bewenden und freuen sich, daß ihnen die Bachblüten geholfen haben. Das ist ja auch vollkommen natürlich und verständlich. Doch ebenso verständlich ist auch, daß die Probleme wieder auftreten werden, wenn der Betreffende nicht an sich arbeitet, wenn er keine wirkliche innere Änderung herbeiführt.

Aber auch hier geben die Bachblüten oft einen ersten Anstoß dazu, sich mit seinen Gefühlen, seinen negativen Gedanken und der Bedeutung seiner Krankheiten zu befassen. Wenn Sie diesem Anstoß folgen, werden Ihnen die Bachblüten schließlich zu einem harmonischen Leben verhelfen können. Doch Sie selbst müssen – wie bei jeder Psychotherapie – schon mitarbeiten!

,,Heal Thyself'', ,,Heile Dich selbst'', nannte Dr. Bach nach einem Wort Jesu eines seiner Bücher. Dieser Titel war natürlich ebensowenig wie der Ausspruch Jesu zynisch gemeint, sondern entsprang der Erkenntnis, daß niemand für einen anderen die Heilung herbeiführen kann – nur man selbst kann sich heilen, andere können einen nur begleiten und unterstützen.

Werden auch Sie mit Hilfe der Bachblüten zu Ihrem eigenen Heiler!

Energetische Wirkungen

Es war nun schon des öfteren die Rede davon, daß die Bachblüten nicht auf materieller, sondern auf energetischer oder ,,feinstofflicher'' Ebene wirksam sind.

Wenn von Energie die Rede ist, denken wir meist an elektrischen Strom. Das ist auch die Absicht, die damit verbunden ist, denn in mancherlei Hinsicht kann man die Energien der Bachblüten durchaus mit Strom vergleichen. Wichtig ist allerdings, sich dabei stets darüber im klaren zu sein, daß diese Energie nicht wirklich Strom ist und auch nicht direkt gemessen werden kann.

Leider ist es in unserer wissenschaftlich orientierten Kultur so, daß von dem, was nicht meßbar ist, oft leichtfertig behauptet wird, es existiere überhaupt nicht. Dabei dürfte doch jedem klar sein, wie unsinnig dieser Schluß wäre. Vieles, was unzweifelhaft und aus eigener direkter Anschauung existiert, ist nicht meßbar: unsere Gedanken, unsere Gefühle, unsere Wünsche und Hoffnungen. Wenn nun jemand dagegen einwenden möchte, daß die Gedanken über das EEG meßbar wären, sollte er doch einmal versuchen, anhand der gemessenen Hirnströme einen Gedanken zu erraten! Es dürfte ihm kaum gelingen. Übrigens behauptet natürlich auch kein Wissenschaftler, daß man aus den Hirnströmen Gedanken ablesen könne; manchmal wird dies jedoch von Laien vermutet.

Halten wir also fest: Es gibt Dinge, die nicht meßbar sind, die aber unzweifelhaft existieren und über die man auch bestimmte Aussagen treffen kann.

Zu diesen Dingen gehören nun die feinstofflichen Energien. Mit den Bach-Blütenessenzen werden solche Energien übertragen, bei der Akupunktur werden sie angeregt, bei der chinesischen „Atemgymnastik" Qi Gong werden sie im Körper verteilt usw. Es gibt viele Methoden – besonders im Fernen Osten –, die sich auf die Lenkung dieser Energien spezialisiert haben.

Es gibt richtiggehende „Feinstofflehren", die von Menschen mit jahrzehntelanger Erfahrung auf diesem Gebiet erstellt wurden. Dort werden die energetischen Abläufe bis ins kleinste Detail beschrieben. Doch ob man diese Lehren nun kennt oder nicht, ändert natürlich nichts an der Wirkung von Akupunktur, Qi Gong oder Bach-Blütenessenzen. Man sollte sich nicht zu sehr an diese Theorien klammern, zumal es auch in diesem Bereich fast so viele Anschauungen wie Experten gibt.

Deswegen wollen wir hier auch nicht allzusehr ins Detail gehen; wer sich mit diesem interessanten Gebiet näher befassen möchte, kann auf eine Anzahl Bücher zurückgreifen, die Energiebahnen, Chakras, Nadis und viele andere Phänomene, die mit den feinstofflichen Energieabläufen zusammenhängen, zu erklären versuchen.

Stark vereinfacht können wir uns die feinstofflichen Vorgänge bei der Bach-Blütentherapie folgendermaßen vorstellen:

Der Mensch nimmt ständig Lebensenergie auf, die dann auf bestimmten feinstofflichen — also nicht meßbaren, anatomischen — Bahnen durch den Körper fließt und in mehreren Energiezentren gespeichert wird. Die wichtigsten dieser Energiezentren liegen im Unterbauch, im Herzbereich und im Gehirn. Seelische Vorgänge stehen nun in Wechselwirkung mit dieser Energie und verleihen ihr verschiedene Qualitäten. Negative Gefühle wie Angst, Neid, Wut usw. schwächen den Energiestrom in bestimmten Körperbereichen, während positive Gefühle und Gedanken die Energie wieder zum Fließen bringen können. Auch „körperliche" Einflüsse wie Krankheitserreger oder auch Verspannungen können den Fluß der Energie blockieren: Wir werden dann krank, fühlen uns unwohl oder reagieren mit negativen Gefühlen.

Bestimmte körperliche Übungen, insbesondere Atemübungen, können solche energetischen Blockaden auflösen. Dies ist ein Weg, der in jedem Fall zu empfehlen ist.

Die Bachblüten haben jedoch eine ganz eigene Wirkung, die es uns viel leichter macht, einen Weg zu unserem wahren Selbst zu finden und unsere Lebensenergie frei fließen zu lassen: Dr. Bach entdeckte zu vielen konkreten seelischen Problemen — Angst, Mißtrauen oder Sorgen — Blüten, die ganz gezielt die Energie in einem bestimmten Bereich wieder zum Fließen bringen und Blockaden lösen. Die Essenzen enthalten nämlich die Lebensenergie jeweils einer ganz bestimmten Blüte, die ganz bestimmte Eigenschaften aufweist. Wenn wir die Essenz einnehmen, wird einer negativen Blockade in unseren Energiebahnen eine starke positive Energie gegenübergestellt, die sie auflöst.

Wir können uns das beispielsweise so vorstellen, daß die Blockaden „Eis" sind, das durch die „warme" Blütenenergie aufgelöst, sozusagen „geschmolzen" wird. Dieses Bild veranschaulicht auch gut, weshalb es auf lange Sicht nicht ausreicht, *ausschließlich* die Essenzen — so heilsam sie auch sind — einzunehmen, und weshalb wir auch an uns selbst arbeiten sollten. Die „kalten" Stellen bleiben nämlich kalt; wenn die Blockade aufgelöst ist, wird sie sich alsbald wieder bilden und das Problem tritt erneut auf.

Doch wollen wir es dabei bewenden lassen. Die Theorie kann interessant sein, sie kann die Praxis jedoch nicht ersetzen. Deshalb wollen wir uns im Folgenden ausschließlich mit der Praxis und der Anwendung der Bach-Blütentherapie befassen.

3. Kapitel:
Die 38 Essenzen und ihre Bedeutung

Agrimony – Odermennig – Agrimonia eupatoria

Indikation:
Agrimony ist geeignet für die jovialen, fröhlichen und humorvollen Menschen, die Frieden über alles lieben und bei Meinungsverschiedenheiten oder Streit aus der Ruhe gebracht werden. Um dies zu vermeiden, sind sie bereit, vieles aufzugeben und das eigene Selbst zu verleugnen. Meistens verbergen sie ihre Probleme sowie ihre innere und äußere Rastlosigkeit hinter einer Maske von Humor und Witz und sind deswegen sehr beliebt. Doch greifen sie oft im Übermaß zu Alkohol oder Drogen, um sich zu stimulieren und so mit Fröhlichkeit über ihre Schwierigkeiten hinwegzutäuschen.

Die Problematik des Agrimony-Typus:
Sie gehören zu jenen Menschen, die es schwierig finden, ihre Gedanken und Gefühle frei fließen zu lassen. Sie öffnen sich ungern gegenüber anderen Menschen und versuchen oftmals eine Rolle zu spielen. Diese Rolle verhindert es aber, daß Sie Ihre eigentlichen Gefühle, seien es auch einmal Gefühle der Traurigkeit oder Enttäuschung, akzeptieren. Das Spielen der Rolle verhindert auch, daß Sie lernen, Ihre Schwachpunkte zu erkennen und anzunehmen. Da es Sie viel Energie kostet, Ihre Maske in Gesellschaft aufrechtzuerhalten, sollten Sie sich um die Erhöhung Ihres Energiepotentials bemühen.

Die Seelenkraft, die Ihnen bei der Lösung Ihrer Probleme am meisten helfen wird, ist die Kraft der Kreativität.

Durch mehr innere Ruhe und durch Vertrauen zu sich selbst werden Sie Ihre Schwierigkeiten überwinden können. Überlegen Sie sich, wann es Ihnen am ehesten gelingt, Sie selbst zu sein.

Fällt dies leichter, wenn Sie alleine sind oder wenn Sie in Gesellschaft sind? Bei welchen Menschen können Sie mehr Sie selbst sein, bei welchen weniger? Die Agrimony-Essenz wird Ihnen dabei helfen, solche Fragen zu beantworten.

 Affirmation:
„Ich ruhe in mir, komme was wolle."

Aspen — Espe — Populus tremula

Indikation:

Bei unklaren oder unbekannten Befürchtungen, für die man keine Erklärung finden kann, keine Begründung weiß, und trotzdem Angst hat, es könnte etwas Entsetzliches geschehen; man weiß allerdings nicht, was es sein könnte.

Diese undefinierbaren, unerklärlichen Ängste können den Betroffenen Tag und Nacht verfolgen. Diese Menschen scheuen sich oft, anderen von ihren Ängsten zu erzählen.

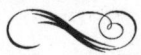

Die Problematik des Aspen-Typus:

Sie gehören zu jenen Menschen, die ständig ihren Ängsten ausgeliefert sind. Gerade die Tatsache, daß es dabei um diffuse Befürchtungen geht, die nicht eingeordnet werden können, macht die Sache besonders schwierig. Konkrete Ängste könnten leichter bekämpft werden. Bei unerklärlichen Ängsten fällt es viel schwerer, da man sie nicht formulieren kann. Wer würde schon verstehen, daß einen tagsüber bei einem Spaziergang im Wald plötzliche Panik überfällt oder daß man in Schweiß ausbricht, weil man von einer ungeheuerlichen Angst vor dem Alleinsein gepackt wird, ohne daß dafür auch nur irgendein konkreter Anlaß bestünde?

Der Aspen-Mensch kann durch kleinste Einflüsse aus seinem psychischen Gleichgewicht gebracht werden. Dies gilt vor allem, wenn diese Einflüsse vom Bewußtsein nicht ausreichend registriert worden sind. Das Aspen-Heilmittel wird Ihnen zunächst dabei helfen, auftauchende Ängste bewußter wahrzunehmen. Wenn Sie Ihre Angst genau anschauen und die Auswirkungen, die dieses Gefühl auf Ihren Körper hat, beobachten, werden sich diese Zustände mit Hilfe dieses Heilmittels schon bald verflüchtigen. Nehmen sie dazu eine neutrale Position ein. Verhalten Sie sich wie ein Zeuge und beobachten Sie: In welchem Moment ist die Angst aufgetaucht? Ist sie schon in der Entstehung spürbar oder erst, wenn sie bereits ausgeprägt ist? Wie verändert sich der Atem dabei? Welche Muskeln werden dabei angespannt?

Affirmation:

,,Ich vertraue mich dem Lebensfluß an.''

31

Beech — Buche — Fagus sylvatica

Indikation:

Für jene, die meinen, in allem, was sie umgibt, vermehrt das Positive und Schöne erblicken zu müssen. Die, obwohl viele Dinge verkehrt laufen, die Fähigkeit besitzen möchten, das Gute in ihrem Inneren wachsen zu sehen. Sie bemühen sich darum, toleranter und nachsichtiger zu werden und immer mehr Verständnis zu zeigen für all die unterschiedlichen Wege, auf denen jeder Mensch und alle Dinge sich auf die Vollkommenheit hin entwickeln.

Die Problematik des Beech-Typus:

Die Ausrichtung auf das Gute, Schöne und Edle ist in vielen Situationen notwendig, um in dieser Welt keinen Schaden zu nehmen. In seiner Bemühung, sich auf positive Werte zu konzentrieren, ist der Beech-Typus ein sehr bewußter und bereits weit entwickelter Mensch. Natürlich wird es manche Fehlschläge und Enttäuschungen geben, denn es ist nun einmal nicht alles so vollkommen und harmonisch, wie es der Beech-Mensch gerne sehen würde.

Hier liegt auch das größte Hindernis für seine Entwicklung. Tatsächlich gibt es nämlich in einer Welt, die den Gesetzen der Polarität unterliegt, eben nicht nur das Licht, sondern auch das Dunkel. Die Überwindung der dunklen Seite ist aber letztlich erst dann möglich, wenn sie zunächst einmal akzeptiert und durchlebt wird. Der Beech-Typ neigt dazu, diese Mächte allzufrüh zu verdrängen. Dies führt dazu, daß sein Wirklichkeitsbild manchmal verzerrt ist.

Die Aufgabe, die sich hier stellt und bei der das Beech-Heilmittel eine große Hilfe sein wird, ist, zu erkennen, daß sowohl die ,,bösen'' als auch die ,,guten'' Kräfte ihren Sinn haben und dem Individuum wie auch der gesamten Menschheit erst die Entwicklung zur Vollkommenheit ermöglichen.

Affirmation:

,,Ich nehme das Leben mit all seinen positiven und negativen Seiten an.''

Centaury – Tausendgüldenkraut – Centaurium umbellatum

Indikation:
Für die stillen, freundlichen und hilfsbereiten Menschen, die über-
ängstlich darauf bedacht sind, anderen zu dienen. In ihrem Eifer
und ihrer Hingabe überschätzen sie oftmals ihre eigenen Energien.

Sie sind so sehr von dem Wunsch zu dienen besessen, daß sie
allmählich mehr zu Sklaven als zu Helfern werden.

Ihre Gutmütigkeit verleitet sie dazu, mehr als das zu tun, was
von ihnen verlangt wird. Dadurch laufen sie Gefahr, ihre eigentliche Lebensaufgabe zu vernachlässigen.

Die Problematik des Centaury-Typus:
Der Centaury-Mensch ist allen gegenüber stets hilfsbereit und zu-
vorkommend. Er gehört zu jenen Menschen, die den anderen über
sich selbst stellen. Er hat eine außergewöhnlich soziale Veranlagung,
und so findet man beispielsweise in Pflegeberufen viele Centaury-
Typen.

Der Centaury-Mensch ist in unserer Gesellschaft sehr beliebt,
denn er „funktioniert" glatt und reibungslos und bereitet nieman-
dem Unannehmlichkeiten oder Probleme. Wenn Sie zu diesem Typ
gehören, sollten Sie allerdings bedenken, daß Sie sich selbst auf kurz
oder lang Probleme bereiten werden. Erst auf einer sehr reifen Stufe
ist es nämlich möglich, sich selbst aufzuopfern, ohne sich dabei zu
verlieren. Erst dann kann von wirklicher Liebe und von wirklichem
Dienen gesprochen werden.

In allen anderen Fällen wäre es viel besser, man würde zunächst
lernen, sich abzugrenzen und auch einmal „nein" zu sagen, anstatt zu einem willenlosen Sklaven zu werden. Schließlich hat man
sich selbst gegenüber eine große Verantwortung, und das beinhaltet, daß man sich selbst respektieren und schätzen sollte. Centaury
wird Ihnen dabei helfen, sich Ihrer eigenen Wünsche und Bedürfnisse wieder mehr bewußt zu werden, ohne dabei egoistisch zu
werden.

Affirmation:
„Ich liebe meinen Nächsten *wie mich selbst.*"

Cerato — Bleiwurz — Ceratostigma willmottiana

Indikation:
Für alle Menschen, die zuwenig Selbstvertrauen haben, um ihre eigenen Entscheidungen zu treffen. Sie fragen lieber die anderen um Rat und werden dann oft falsch beraten.

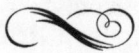

Die Problematik des Cerato-Typus:
Das Leben fordert ständig von uns, daß wir uns entscheiden. Der Cerato-Mensch hat Angst davor, Entscheidungen zu treffen. Dahinter steckt die Angst, Fehler zu machen, denn bei jeder Entscheidung kann es ja sein, daß wir uns für das Falsche entscheiden und uns anschließend ärgern oder grämen werden. Besonders wenn man im Laufe seines Lebens die eine oder andere ungünstige Entscheidung mit weitreichenden Folgen getroffen hat, entsteht natürlich bei jeder neuen Entscheidung, die ansteht, Unsicherheit.

Der Cerato-Mensch neigt nun dazu, diese Unsicherheit dadurch abzubauen, daß er andere um Rat fragt. Dies führt freilich letztlich zu noch mehr Unsicherheit, da jeder etwas anderes sagen wird. Die Suche im Außen spiegelt das mangelnde Vertrauen auf das Innen wieder. Um sein Gleichgewicht wiederzufinden, muß der Cerato-Mensch versuchen, Vertrauen zu seiner inneren Stimme und zur Führung aus der eigenen Seele zu entwickeln, wobei das Cerato-Heilmittel einen großen Beitrag leisten kann. Gerade bei wesentlichen Entscheidungen kann es sehr verhängnisvoll werden, wenn man sich in die Hände einer ständig wachsenden Zahl von Gurus, Therapeuten und anderen „Weisen" begibt, denn sie sind schließlich alle nur Menschen, die ebenso Entscheidungen treffen müssen und sich ebenso irren können.

Im Zweifelfalle sollten Sie sich also auf Ihre eigenen Beine stellen und den Mut haben, Ihre eigenen Entscheidungen zu treffen und Ihre eigenen Fehler zu machen und auch zu diesen menschlichen Fehlern zu stehen.

Affirmation:
„Ich vertraue auf meine Entscheidungskraft."

Cherry Plum – Kirschpflaume – Prunus cerasifera

Indikation:
Für alle, die sich davor fürchten, den Verstand zu verlieren, oder davor, daß ihr Verstand überfordert werden könnte und sie dann fürchterliche und schreckliche Dinge tun könnten, die sie zwar selbst für falsch und unerwünscht halten, bei denen sie aber dennoch den Trieb verspüren, sie zu tun.

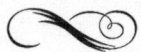

Die Problematik des Cherry-Plum-Typus:
Wir sind ständig von einer großen Anzahl fremder Gedanken und fremder Impulse umgeben. Im Normalfall hat der Mensch jedoch die Möglichkeit, sich abzugrenzen und sich selbst zu folgen. Man könnte auch sagen, daß die Persönlichkeit eines Menschen eine bestimmte Eigenschwingung besitzt, die zwar von Fremdschwingungen berührt, jedoch nicht ernsthaft gefährdet wird.

Bei Cherry-Plum-Menschen ist dies jedoch nicht der Fall. Aufgrund seiner großen Sensibilität und einer schwachen Eigenschwingung ist er zahlreichen negativen Energien hilflos ausgeliefert. Wo fremde Einflüsse eine starke Macht besitzen, kann leicht die Angst entstehen, man würde den Verstand verlieren – was ja nur heißt, daß man seine eigenen Gedanken, seine eigene Linie verliert. Die Gefahr dabei ist, daß man tatsächlich verrückt wird. Wenn man negativen Gedanken und triebhaften Kräften die Tür öffnet, kann man es nur noch schwerlich verhindern, daß sie einigen Schaden anrichten. Cherry-Plum ist nun das Heilmittel, das die Tür gewissermaßen zusperrt und die unliebsamen Gäste draußen stehen läßt.

Durch dieses Heilmittel wird die Eigenschwingung des Betroffenen positiv aufgeladen und erhöht, so daß er wieder zu seiner inneren Kraft findet.

Vorsicht: In ernsten Fällen sollte ein qualifizierter Therapeut aufgesucht werden, der einem zusätzlich dabei hilft, die zwanghaften Gedanken aufzulösen.

 Affirmation:
,,Meine Gedanken und mein Handeln sind voller Klarheit.''

Chestnut Bud — Kastanienknospen — Aesculus hippocastanum

Indikation:
Für alle Menschen, die zuwenig Nutzen aus ihren Beobachtungen und Erfahrungen ziehen und daher mehr Zeit als andere benötigen, um die Lektionen, die das tägliche Leben bereithält, zu lernen.

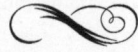

Die Problematik des Chestnut-Bud-Typus:
„Leben" heißt lernen. Unser Leben auf dieser Welt hat den ungeheuren Vorteil, daß wir viele Erfahrungen machen und wichtige Erkenntnisse gewinnen können, die unseren Reifeprozeß erst möglich machen. Auch der Chestnut-Bud-Mensch macht diese Erfahrungen und Lektionen des Lebens durch. Doch anders als seine Mitmenschen lernt er daraus viel weniger als möglich wäre.

Wer immer wieder dieselben Fehler macht, hat natürlich ein Problem. Wenn man seit Jahren weiß, daß man am nächsten Morgen Kopfschmerzen und ein übles Gefühl im Magen in Kauf nehmen muß, wenn man am Vorabend zu tief ins Glas geschaut hat, und wenn man diesen Fehler immer wieder macht, muß man unter Umständen mit ernsten Schädigungen für Leib und Seele rechnen. Es ist bis zu einem bestimmten Maß natürlich, daß man Erkenntnisse, die man rein theoretisch bereits hatte, nicht gleich in seine tägliche Handlungsweise einbeziehen kann. Wie viele Menschen wissen beispielsweise, daß ihnen das Rauchen schadet, ohne es sich jedoch abgewöhnen zu können?

Gerade der Chestnut-Bud-Typ hat mit diesen negativen Mechanismen Probleme. Die Blütenessenz wird ihm dabei helfen, seine Beobachtungen und Erfahrungen, die er im Alltag macht, besser einordnen und auswerten zu können. Durch die Einnahme dieses Mittels wird die Wachheit und Achtsamkeit erhöht, und die Einsicht, daß man von allen Menschen und Situationen, mit denen man zu tun hat, lernen kann, wird außerdem erleichtert.

Affirmation:
„Ich lerne von allen Menschen, die mich umgeben."

Chicory – Zichorie – Cichorium intybus

Indikation:

Für alle, die sich stark um das Wohlergehen anderer kümmern und allzu besorgt um Kinder, Verwandte und Freunde sind. Sie finden dabei immer etwas, das noch in Ordnung gebracht werden sollte.

Sie verbessern ständig, was ihrer Meinung nach verbessert werden sollte, und fühlen sich in dieser Rolle wohl. Auch möchten sie diejenigen, um die sie sich kümmern, immer in ihrer Nähe haben.

Die Problematik des Chicory-Typus:

Wer sich ständig um andere sorgen und kümmern muß, findet darin eine gute Möglichkeit, vor sich selbst zu fliehen. Tatsächlich ist das Problem des Chicory-Menschen, daß er meist zuwenig Inhalt in seinem eigenen Leben sieht und sich diesen Inhalt nun dadurch gibt, daß er sich um seine Nächsten kümmert. Um Mißverständnisse zu vermeiden, muß natürlich gesagt werden, daß sich selbstverständlich jeder Mensch um seine Verwandten, Kinder und Freunde kümmern sollte und daß es nicht darum gehen kann, gleichgültig zu werden.

Die Fürsorge, die ein Hauptaspekt der Mütterlichkeit ist, hat natürlich durchaus ihren Sinn. Beim Chicory-Menschen nimmt diese Fürsorge jedoch übertriebene Formen an. Oft ist die Motivation für diese Fürsorge dann auch nicht in opferbereiter Hingabe als vielmehr in gewissen egoistischen Aspekten zu suchen.

Der Chicory-Typ möchte die anderen an sich binden und leidet selbst darunter, daß sich diese anderen ihm dann oft entziehen. So muß er lernen, sich mit seinen Nächsten zu verbinden, ohne diese an sich zu ketten. Dabei ist die Blütenessenz eine wichtige Hilfe, denn sie vertieft die Einsicht, daß jeder Mensch ein individuelles Wesen mit eigenen Wünschen und Ideen ist, ein Wesen, das wir zwar unterstützen und fördern, nicht aber manipulieren dürfen.

 Affirmation:

,,Ich bin mit meinen Liebsten verbunden, ohne *an sie gebunden* zu sein.''

Clematis – Gemeine Waldrebe – Clematis vitalba

Indikation:
Für die Tagträumer, die nie so ganz wach sind und wenig Interesse am Leben haben. Sie sind eher ruhige Menschen, die in ihrer momentanen Situation nicht wirklich glücklich sind, da sie mehr in der Zukunft als in der Gegenwart leben.

Sie hoffen immer auf bessere Zeiten, in denen sie ihre Ideale verwirklichen können.

Wenn sie krank sind, unternehmen sie nur wenig Anstrengungen, um wieder gesund zu werden. Manchmal sehnen sie sich sogar nach dem Tod, in Erwartung einer besseren Zukunft oder weil sie hoffen, einen geliebten Menschen, den sie verloren haben, wiederzufinden.

Die Problematik des Clematis-Typus:
Der Clematis-Mensch schläft. Es hat den Anschein, als ob er nie so ganz da wäre. Er flüchtet eigentlich vor seinem Leben. Aufgrund bestimmter Erkenntnisse hat er sein jetziges Leben als wertlos abgestempelt und träumt nun von einer wunderbaren Zukunft, die natürlich nie kommen wird.

In gewisser Weise kann man sagen, daß der Clematis-Mensch kapituliert hat. Er verfolgt seine Ziele kaum noch, ja zum Teil kennt er sie auch nicht mehr. Er flüchtet sich in Tagträume. Zwar können Tagträume zu einer starken, positiven Kraft werden, wenn sie anschließend genügend Energie erhalten, um in die Wirklichkeit umgesetzt zu werden, doch diese Energie fehlt dem Clematis-Menschen.

Clematis-Menschen sind stark gefährdet, sich in Drogen zu flüchten, die ihre Träume nähren, die sie aber immer mehr von ihren Energien abschneiden, die nötig wären, um sich ihre wirklichen Wünsche zu erfüllen. Durch die Blütenessenz wird die Wachsamkeit und Achtsamkeit im Alltag gefördert, und der Mensch wird dazu befähigt, sein Leben wach zu erleben und seine Entscheidungen bewußt zu treffen.

 Affirmation:
„Ich bin vollkommen wach und achtsam im gegenwärtigen Moment."

Crab Apple – Holzapfel – Malus sylvestris

Indikation:

Dies ist das Heilmittel der Reinigung, das vor allem jenen Menschen hilft, die ständig das Gefühl haben, etwas Unreines an sich zu haben. Oft handelt es sich dabei um scheinbar geringfügige Dinge. In anderen Fällen kann es sich jedoch auch um eine ernsthaftere Erkrankung handeln. Doch bleibt diese fast unbeachtet verglichen mit dem Problem, etwas Unreines an sich zu haben.

In beiden Fällen handelt es sich um Menschen, die ängstlich darauf bedacht sind, von der einen Sache frei zu werden, die ihr gesamtes Denken erfüllt. Ja es scheint so wichtig für sie zu sein, daß sie unbedingt davon geheilt werden wollen. Diese Menschen verzweifeln, wenn die Behandlung nicht anschlägt.

Mit seiner reinigenden Kraft wirkt dieses Heilmittel auch auf Wunden, von denen der Patient meint, daß giftige Stoffe in sie eingedrungen sind, die entfernt werden müssen.

Die Problematik des Crab-Apple-Typus:

Wenn es zu starken Verunreinigungen innerhalb unseres Organismus kommt, weil er von Giften und Schlacken überschwemmt wird, können ernsthafte Krankheiten entstehen. Außerdem altert ein verunreinigter Körper mit seinen belasteten Organen auch schneller als ein von Giften befreiter, reiner Körper. Von daher hat der Wunsch nach Reinheit und Reinigung durchaus seine Berechtigung und seinen Sinn, solange man die Sache nicht übertreibt. Jeder Mensch sollte sich phasenweise der Reinigung von Körper und Seele zuwenden, indem er beispielsweise fastet.

Die Crab-Apple-Essenz hilft einerseits beim Reinigungsprozeß, andererseits befreit sie Menschen mit übertriebenem Reinlichkeitssinn von ihrer Vorstellung, daß absolute Sauberkeit oder Sterilität notwendig sind, um sich wohl zu fühlen.

 Affirmation:

„Die Macht der Seele reinigt und heilt mein ganzes Wesen."

Elm – Ulme – Ulmus procera

Indikation:

Für alle Menschen, die gute Arbeit leisten und ihrer Bestimmung folgen. Sie hoffen, in ihrem Leben etwas Bedeutendes leisten zu können – und das meist zum Wohl der Menschheit.

Es gibt Zeiten, in denen diese Menschen depressiv werden, wenn sie nämlich das Gefühl haben, daß die Aufgabe, die sie sich selbst gestellt haben, zu schwierig oder sogar übermenschlich und daher unerreichbar ist.

Die Problematik des Elm-Typus:

Der Elm-Mensch gehört nun wahrlich nicht zu den Versagern im Leben. Er ist vielmehr ein sehr starker Mensch mit großen Zielen und hohen Idealen. Er denkt sehr sozial, und seine Willenskraft ist im allgemeinen überdurchschnittlich.

Wer große Ziele anstrebt und hohe Anforderungen an sich selbst stellt, wird natürlich zwangsläufig Rückschläge und Mißerfolge erfahren müssen, da er nun einmal nicht zu übermenschlichen Leistungen fähig ist. Der Elm-Typus wird stark verunsichert, wenn er sieht, daß er sich bei einer Aufgabe übernommen hat. Es kommt dann schnell zum ,,Blackout'', wodurch plötzlich gar nichts mehr zu gelingen scheint und die Fehlerhäufigkeit steigt.

Das Elm-Heilmittel wird diesem Menschen helfen, Situationen zu überstehen, in denen nicht alles nach Wunsch verläuft. Es wird ihn dann davor bewahren, gleich die Flinte ins Korn zu werfen, und es wird ihm die nötige Energie geben, seine Zweifel zu überwinden und sich wieder selbstsicher auf seine Kräfte zu konzentrieren.

Darüber hinaus wird es aber auch das Bewußtsein dafür entwickeln, daß es für jeden Menschen gewisse Grenzen innerhalb seiner Möglichkeiten gibt, die er erkennen sollte, um sich nicht zu überfordern.

Affirmation:

,,Ich gehe meinen Weg mit Gottes Kraft und akzeptiere meine Grenzen.''

Gentian – Bitterer Enzian – Gentiana amarella

Indikation:
Für alle Menschen, die sich schnell entmutigen lassen. Mögen sie während der Rekonvaleszenz noch so sehr Fortschritte machen und in ihrer täglichen Arbeit gut vorankommen – jede kleinste Verzögerung, jedes Hindernis stürzt sie in Zweifel und nimmt ihnen den Mut.

Die Problematik des Gentian-Typus:
Jeder Mensch erlebt Phasen, in denen er sich aufgrund gewisser Ereignisse in Mutlosigkeit und Verzweiflung wiederfindet, was natürlich völlig normal ist.

Beim Gentian-Menschen gehört das Gefühl der Mutlosigkeit und Verzweiflung hingegen zum vorherrschenden, alltäglichen Gefühl, und hier ist Hilfe notwendig. Gentian-Menschen fehlt es am gesunden Selbstvertrauen. Die Ursachen hierfür liegen dabei häufig in der Erziehung, die dem Kind zuwenig positive Resonanz gegeben hat.

Eltern wissen oft gar nicht, was sie ihren Kindern mit Sätzen wie ,,Das kannst du ja sowieso nicht!'' oder ,,Das ist doch viel zu schwierig für dich!'' antun. Abgesehen vom Erziehungsaspekt sind einige Ursachen für negatives Denken aber auch im Charakter zu suchen. Gentian-Menschen vergleichen sich auch oft mit anderen, wobei sie diese durch ihre verzerrte Sichtweise als viel wertvoller und fähiger ansehen als sich selbst.

Das Gentian-Heilmittel hilft Menschen mit diesen Problemen zunächst dabei, ihre Lebensenergie zu erhöhen, wodurch es immer seltener zu depressiven Verstimmungen kommt. Auch hilft es, den Blick wieder auf das Positive im Leben zu richten und wieder Mut und Kraft zu schöpfen. Die negative Sichtweise, die zu Unzufriedenheit und Mutlosigkeit führt, wird dadurch langsam, aber sicher aufgelöst. Somit wird die Fähigkeit, sich im Lebenskampf durchzusetzen, wieder aktiviert.

Affirmation:
,,Mein Herz ist muterfüllt.''

Gorse – Stechginster – Ulex europaeus

Indikation:
Für alle Menschen, die ganz ohne Hoffnung sind und die allen Glauben daran verloren haben, daß ihnen noch geholfen werden könne.

Ihren Mitmenschen zuliebe lassen sie sich zwar überreden, alle möglichen Medikamente und Heilmethoden auszuprobieren, versichern ihnen aber zugleich, daß das alles ja doch nichts helfen wird.

Die Problematik des Gorse-Typus:
Die Gorse-Essenz ist das Heilmittel für alle Menschen, die unter schwerwiegenden oder gar lebensbedrohenden Krankheiten leiden. Im Laufe einer langwierigen Erkrankung verliert der Gorse-Mensch, der zu Beginn der Erkrankung noch zuversichtlich gewesen sein und an seine baldige Heilung geglaubt haben mag, jeden Mut und jede Hoffnung.

Schließlich sind diese Menschen nicht mehr in der Lage, sich einem Arzt oder einer Therapie wirklich anzuvertrauen, geschweige denn, auf die Heilkraft ihres inneren Arztes zu vertrauen. Dies führt natürlich dazu, daß eine Heilung in der Tat immer aussichtsloser wird. Obwohl die Hilfe von außen vielleicht in unmittelbarer Nähe sein mag, findet der Gorse-Mensch keinen Zugang mehr zu ihr.

Das Gorse-Heilmittel vermittelt in erster Linie die Kraft der Sonne und des Lichts. So vermag es, die seelische Grundstimmung des Patienten dahingehend umzugestalten, daß dieser wieder aus der Dunkelheit und Hoffnungslosigkeit herausfindet, indem er den Glauben an die Heilkraft und die Weisheit des inneren Arztes wiederfindet. Daß die Macht des Glaubens tatsächlich Berge versetzen kann, wird von jenen erfahren, die trotz aller negativen Prognosen der Ärzte und ,,Spezialisten" an ihre Lebensenergie und innere Kraft glauben. So kommt es immer wieder zu unerklärlichen, spontanen Heilungen selbst schwerwiegender Erkrankungen.

 Affirmation:
,,Ich vertraue auf die Macht meines Glaubens."

Heather − Heidekraut − Calluna vulgaris

Indikation:
Für Menschen, die unter allen Umständen immerzu Gesellschaft brauchen, ganz gleich, wer dies ist. Sie fühlen das unwiderstehliche Bedürfnis, mit anderen über ihre eigenen Probleme zu diskutieren,und sind überaus unglücklich, wenn sie − ist dies auch nur für kurze Zeit − alleine sein müssen.

Die Problematik des Heather-Typus:
Die Heather-Problematik ist typisch für den modernen Großstadtmenschen. Auf der Flucht vor sich selbst, sucht er ständig nach neuen Reizen, Vergnügungen und Gesellschaft, um so dem quälenden Gefühl des Alleinseins zu entkommen, das doch immer wie eine dunkle Wolke über ihm hängt. Heather-Menschen geraten regelrecht in Panik, wenn sie alleine sein müssen. Sie haben so große Angst vor ihrer inneren Leere, so daß sie nicht besonders wählerisch sind, wenn es darum geht, sich „Freunde" und Bekannte zu suchen, mit denen sie dann ständig über ihre Probleme reden wollen.

In dieser Verhaltensweise liegen hauptsächlich zwei Gefahren: Erstens begibt man sich dabei oft zwangsläufig auch in schlechte Gesellschaft und vergißt, daß man von jedem Menschen, mit dem man seine Zeit verbringt, auch beeinflußt wird. Um nicht negativen Einflüssen ausgeliefert zu sein, sollte man daher bei der Wahl seiner Freunde und Bekannten sehr vorsichtig sein. Zweitens ist die ständige Wiederholung der eigenen Probleme nicht nur für uns selbst, sondern auch für den Gesprächspartner letztlich belastend, so daß es leicht passieren kann, daß er sich von uns zurückzieht.

Durch die Heather-Essenz werden wir zu mehr Ruhe und innerem Frieden finden und lernen, dem anderen mehr zuzuhören, statt immer nur uns selbst in den Mittelpunkt zu stellen, wodurch sich für uns eine vollkommen neue Dimension der Beziehung eröffnen wird.

Affirmation:
„Ich erlebe die Geborgenheit, die im Alleinsein liegt."

43

Holly — Stechpalme — Ilex aquifolium

Indikation:

Für alle Menschen, die manchmal von negativen Gedanken wie etwa Eifersucht, Neid, Rachsucht und Mißtrauen befallen werden, oder die unter verschiedenen Formen von Ärger und Verdruß leiden.

Es mag sein, daß diese Menschen innerlich sehr leiden, oft sogar, wenn kein „wirklicher" Grund für ihr Unglücklichsein erkennbar ist.

Die Problematik des Holly-Typus:

Es gibt die unterschiedlichsten Arten negativer Gedanken und Gefühle. Sie können sich in Ärger, Wut, Rachsucht und Aggressionen ebenso ausdrücken wie in Eifersucht, Neid oder Wut. Diese negativen Gedankenschwingungen sind starke Hindernisse auf dem Weg zu Reife und Vollkommenheit, weshalb sämtliche Religionen uns auch stets davor warnen. Wut, Ärger und Aggressionen richten immer Schaden an; sei es, daß wir sie ausdrücken und damit unsere Mitmenschen verletzen oder daß wir sie unterdrücken, wodurch sie sich letztlich gegen uns selbst richten.

Viele dieser negativen Gedanken und Gefühle entstehen dadurch, daß wir uns ungenügend gegen Einflüsse von außen schützen. Negative Einflüsse können uns durch andere Menschen erreichen, sie können beispielsweise aber auch durch Kino- und Fernsehfilme oder Zeitungsmeldungen in unser Bewußtsein gelangen.

Negative Kräfte zu verneinen, stellt keine effektive Möglichkeit dar, sie direkt zu bekämpfen. Hingegen wird die Ausrichtung auf die positiven Aspekte unseres Wesens uns wirkungsvoll von aller Negativität befreien, denn wo das eine herrscht, kann das andere nicht wirken. Liebe und Vertrauen sind hierbei die wesentlichen Kräfte, die eine Transformation unserer Sichtweise nach sich ziehen. Das Holly-Heilmittel wird uns dabei helfen, diese Transformation zu ermöglichen.

Affirmation:

„Ich erfülle mein Wesen mit Liebe und Kraft."

Honeysuckle – Geißblatt – Lonicera Caprifolium

Indikation:
Für jene Menschen, die oft an ihre Vergangenheit denken müssen, weil diese glücklich war oder Erinnerungen an Freunde enthält oder weil sie einem Wunschtraum nachtrauern.

Es gelingt ihnen kaum, an ein erneutes Glück zu glauben.

Die Problematik des Honeysuckle-Typus:
Der Honeysuckle-Mensch blickt immer zurück und nie nach vorne. Es sind oft sehr traurige, resignierte Menschen, die den Lebensmut verloren haben. Sie hängen in Gedanken über ihre Vergangenheit fest und gehen vollkommen in den Erinnerungen an die unbeschwerten Jahre der Kindheit oder Jugend auf, oder sie denken an die Zeiten zurück, als ihre geliebten Partner oder Freunde, die sie inzwischen verlassen haben, noch bei ihnen waren.

So fällt es dem Honeysuckle-Typ schwer, sich auf sein gegenwärtiges Leben zu konzentrieren, und noch schwerer, hoffnungsvoll in die Zukunft zu blicken, wodurch er die vielen Möglichkeiten, die in einem lebendigen Dasein verborgen liegen, letztlich verpaßt.

Jede Daseinsform ist der Vergänglichkeit ausgesetzt, und erst durch die ständige Wandlung wird sie mit Leben erfüllt und eigentlich reizvoll. Sich auf diese Veränderungen und Wandlungen einzulassen, sich gewissermaßen dem Strom des Lebens hinzugeben, dies vermag der Honeysuckle-Mensch nicht mehr, da er auf einige Erlebnisse und Erfahrungen seiner Vergangenheit fixiert bleibt. Wer aber nicht für Neues offen und nicht wandlungsfähig ist, der erstarrt schließlich.

Die Honeysuckle-Essenz bringt wieder ,,Leben ins Leben". Sie sorgt dafür, daß der Mensch sich zunächst den Aufgaben und Herausforderungen der gegenwärtigen Situation stellt, wodurch sich dann auch der Blick in die Zukunft allmählich attraktiver und positiver gestaltet.

Affirmation:
,,Ich schaue nach vorne und nicht zurück."

Hornbeam – Hainbuche – Carpinus betula

Indikation:

Für alle Menschen, die der Meinung sind, sie hätten weder die seelischen noch die körperlichen Kräfte, die Bürde des Lebens zu tragen. Die Last des Tages erscheint ihnen zu groß, obwohl sie ihr Tagwerk für gewöhnlich zu bewältigen vermögen.

Dieses Heilmittel ist auch für jene Menschen, die meinen, daß entweder Seele oder Leib einer Stärkung bedürfen, bevor sie ihren Tageseinsatz leisten können.

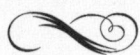

Die Problematik des Hornbeam-Typus:

Der Hornbeam-Mensch hat immer das Gefühl, daß er zuwenig Energie hat, um sein Leben zu meistern. In Anbetracht der Aufgaben, die ihn erwarten, möchte er am liebsten die Flucht ergreifen, obwohl diese Aufgaben eigentlich ohne weiteres zu bewältigen wären. Oft entsteht das Problem aber auch dadurch, daß es sich um berufliche Routinearbeiten handelt, die wenig Anreiz bieten. Daß jede auch noch so unbedeutende Arbeit aber die Möglichkeit zur Reifung der Persönlichkeit in sich birgt, wird dabei meist vergessen. Selbst scheinbar langweilige Tätigkeiten können, wenn sie völlig bewußt und achtsam ausgeführt werden, zu einer inneren Übung werden, die den Menschen auf eine höhere Stufe erhebt.

Dem Hornbeam-Typus fehlt jedoch diese Erkenntnis, und so fehlt ihm auch die nötige Motivation. Er fühlt sich bei jeder Arbeit schnell gestreßt, fühlt sich kraft- und energielos und läßt sich im wahrsten Sinne des Wortes „durchhängen", was man auch seiner Körperhaltung oft ansehen kann.

Die Hornbeam-Essenz hilft uns dabei, daß wir wieder neue und frische Energien tanken können. Die geistige und körperliche Spannkraft wird erhöht, so daß wir unsere Aufgaben nicht mehr überschätzen. Das Gefühl, „alles selbst machen zu müssen" weicht allmählich der Gewißheit, daß wir bei jedem Tun auf die Kräfte aus unserer Mitte zählen können, die uns unterstützen, wenn wir dies zulassen.

Affirmation:

„Ich gehe mit Leichtigkeit an meine Aufgaben heran."

Impatiens – Drüsentragendes Springkraut –
Impatiens glandulifera

Indikation:
Für alle Menschen, die schnell denken und schnell handeln und deshalb alles rasch und ohne Zögern tun möchten. Im Falle von Krankheit sind sie auf möglichst schnelle Heilung bedacht.

Sie finden es schwierig, genug Geduld mit ihren langsamer reagierenden Mitmenschen zu haben, deren Langsamkeit sie als falsch und damit als eine ungerechtfertigte Zeitverschwendung betrachten.

Sie haben den Wunsch, solche Leute, wann immer es geht, anzutreiben. Wenn ihnen das nicht gelingt, ziehen sie es meist vor, alleine zu arbeiten und zu denken. Denn nur alleine können sie alles in ihrem gewohnten Tempo erledigen.

Die Problematik des Impatiens-Typus:
Jeder Mensch hat seinen eigenen Lebensrhythmus. So gibt es ausgesprochen langsame Menschen und ebenso auch Menschen, die in ihrem Tun und ihrem Denken schnell sind. Der Impatiens-Mensch ist schnell. Er geht schnell, er denkt schnell, er ißt schnell. Dagegen wäre eigentlich nichts einzuwenden, würde nicht diese Schnelligkeit auch allzuoft mit Hektik und mit Ungeduld gegenüber anderen Menschen, die einen langsameren Rhythmus bevorzugen, einhergehen.

Tatsächlich wäre es für das Bewußtsein und die Wahrnehmung sehr förderlich, wenn man wenigstens ab und zu Handlungen verlangsamen würde. Es gibt Techniken, die mit zeitlupenartigen Bewegungen arbeiten, wie etwa die Feldenkraismethode oder Tai Chi. Diese Techniken versetzen in die Lage, sehr bewußt zu registrieren, was man tut, und dadurch schädliche Mechanismen, die sich bei schnellem Tun zwangsläufig einstellen, zu durchbrechen. Auch die Heilessenz hilft dabei, ein langsameres Tempo auszuprobieren, das zu innerer Ruhe und Gelassenheit führen wird.

 Affirmation:
,,Ich bin voller Geduld und ganz entspannt.''

Larch – Lärche – Larix decidua

Indikation:
Für alle Menschen, die sich für nicht so tüchtig und nicht so fähig wie die anderen halten. Sie wollen und können nicht an ihre Erfolge glauben und erwarten statt dessen immer nur Fehlschläge.

Daher wagen sie nichts und geben sich viel zuwenig Mühe, um Erfolg zu erlangen.

Die Problematik des Larch-Typus:
Um unserer Berufung zu folgen und unsere Aufgaben und letztlich auch unser Leben zu bewältigen, benötigen wir eine gesunde Portion an Selbstbewußtsein und Selbstvertrauen. Daran mangelt es dem Larch-Menschen, was daran liegt, daß er sich selbst im Weg steht. Er blockiert seine Energien durch sein eigenes, negatives Denken, denn er hat nun wirklich nicht gerade ein gutes Bild von sich selbst. Ständig vergleicht er sich mit den anderen, und ständig hat er dabei das Gefühl, unterlegen und minderwertig zu sein. So ist er mit sich selbst unzufrieden. Ob es sich um sein Aussehen, um sein Können oder sein Wissen handelt – immer ist da dieses Gefühl der Unzulänglichkeit.

Dabei ist der Larch-Mensch im Grunde meist sehr begabt und durchaus befähigt, große Aufgaben zu erfüllen. Aber aus Angst vor Rückschlägen, vor Kritik und vor Fehlern, gibt er sich gar nicht erst die nötige Mühe, für seinen Erfolg zu kämpfen, und überläßt den anderen kampflos das Feld.

Die Larch-Heilessenz hilft dem Menschen dabei, sich wieder auf sich selbst und seine eigenen Energien zu besinnen und den Vergleich mit anderen aufzugeben. Jeder Mensch ist ein einmaliges, wertvolles Wesen mit seinen ganz speziellen, eigenen Aufgaben. Durch das Heilmittel wird der Larch-Mensch erkennen, daß dies aber nicht nur für die anderen Menschen, sondern auch für ihn selbst zutrifft.

Affirmation:
,,Ich folge mir selbst und habe Erfolg.''

Mimulus – Gefleckte Gauklerblume – Mimulus guttatus

Indikation:
Für alle Menschen, die Furcht vor weltlichen Dingen, Krankheit, Armut, Alleinsein, Finsternis, Unglück und Unfällen haben, also vor den Ängsten des täglichen Lebens. Diese Menschen behalten ihre Ängste und Befürchtungen für sich. Nur ganz selten teilen sie diese anderen mit.

Die Problematik des Mimulus-Typus:
Im Gegensatz zum Aspen-Typus, der unter unerklärlichen, diffusen Ängsten leidet, weiß der Mimulus-Typ genau, wovor er Angst hat. Er leidet unter konkreten Befürchtungen. Er fürchtet sich vor alltäglichen Dingen: vor dem nächsten Zahnarzttermin, davor, von seinem Partner verlassen zu werden, vor einer nahenden Operation oder vor einer Prüfung.

Es handelt sich hierbei im Grunde um die Furcht vor unangenehmen, leidvollen Erfahrungen. Natürlich wollen wir das Unangenehme meiden und versuchen, möglichst schmerz- und leidlos zu leben, doch dies ist leider nicht immer möglich. Der Mimulus-Mensch muß lernen, sich seinen Ängsten zu stellen. Tatsächlich gehört schon eine gewisse Größe dazu, unangenehme, beängstigende oder leidvolle Erfahrungen als eine Möglichkeit anzunehmen, um gewisse Dinge zu lernen und dadurch zu wachsen.

Diese Größe kann sich nur einstellen, wenn man damit aufhört, sich mit seiner Person, mit seinem kleinen, weltlichen „Ich" zu identifizieren. Diese Fehlidentifikation führt zu einer Unmasse an Ängsten und Befürchtungen und verhindert, daß man sich auf sein göttliches Erbe besinnt. Mit Hilfe der Mimulus-Heilessenz wird diese Fehlidentifikation aufgelöst, und der Mensch erkennt, daß er auf dieser Welt letztlich nichts zu fürchten hat, da seine Seele frei und unantastbar bleibt. Durch diese Erkenntnis kommt es auch zu einer Steigerung der Energien und zu einer Lösung des Atems, der immer ein guter Anhaltspunkt für das Maß unserer Befreiung ist.

Affirmation:
„Ich bin geborgen und lasse meinen Atem frei strömen."

49

Mustard — Ackersenf — Sinapis arvensis

Indikation:
Für alle Menschen, die vorübergehend schwermütig werden oder sogar in Verzweiflung fallen. Es ist, als ob eine kalte, dunkle Wolke ihr Gemüt überschatten und alles Licht und alle Freude auslöschen würde.

Dabei scheint es unmöglich zu sein, irgendeinen Grund oder eine Erklärung für diese Anfälle zu finden. Unter diesen Umständen ist es nahezu unmöglich, noch glücklich oder fröhlich zu erscheinen.

Die Problematik des Mustard-Typus:
Jeder Mensch kennt wohl Momente, in denen er schwermütig und depressiv ist. Während man jedoch diese Zustände normalerweise erklären und mit bestimmten Ereignissen in Verbindung bringen kann, ist dies dem Mustard-Menschen nicht möglich. Ihn überfällt die Verzweiflung und Dunkelheit gewissermaßen aus dem Hinterhalt — unangemeldet und unvorhersehbar. Das macht die Sache sehr schwierig, weil dadurch ein Gefühl des Ausgeliefertseins entsteht. Wer innerhalb seines Alltags von einer Minute auf die andere plötzlich von einer Dunkelheit überfallen wird, die sich wie ein Abgrund vor ihm auftut, der kann es wahrlich mit der Angst zu tun bekommen.

Wann immer man vor diesen Gefühlen flüchten möchte, indem man sich abzulenken sucht, muß man feststellen, daß diese Gefühle sehr stark sind und sich daher nicht ohne weiteres abschütteln lassen. Das Mustard-Heilmittel kann uns dabei helfen, daß wir uns dieser Dunkelheit stellen, daß wir sie anschauen und zu analysieren versuchen, indem wir darüber nachdenken, in welchen Situationen sie eher auftritt, in welchen seltener. Mit Mut und innerer Kraft kann es uns unter Umständen gelingen, die Schwermut und Verzweiflung zu überwinden und unsere Freude und Fröhlichkeit zurückzugewinnen. Manchmal wird es aber auch nötig sein, die professionelle Hilfe eines Therapeuten hinzuziehen.

Affirmation:
„Ich bin voller Freude."

Oak – Eiche – Quercus robur

Indikation:
Für alle Menschen, die sich im Krankheitsfall große Mühe geben, wieder gesund zu werden. Diese Menschen kämpfen auch hart und ausdauernd, wenn es um die Erfüllung ihrer täglichen Pflichten geht. Sie hören nicht auf, ständig neue Mittel und Möglichkeiten auszuprobieren, um ihrer Lage wieder Herr zu werden, selbst wenn der Fall aussichtslos erscheinen sollte.

Sie lassen nicht locker. So sind sie mit sich selbst oft unzufrieden, wenn sie durch Krankheit oder Gebrechen an der Erfüllung ihrer Pflichten gehindert oder unfähig werden, anderen zu helfen.

Es sind tapfere Menschen, die oft gegen große Schwierigkeiten ankämpfen, ohne dabei die Hoffnung zu verlieren oder aufzugeben.

Die Problematik des Oak-Typus:
Der Oak-Mensch ist zweifellos ein sehr starker Mensch mit großem Willen. Er vertritt die Meinung, daß man um sein Glück kämpfen muß, was bis zu einem gewissen Grad natürlich auch stimmt. Er gibt nicht so leicht klein bei, und er kann selbst dann noch die Zähne zusammenbeißen, wenn alle anderen bereits das Handtuch geworfen hätten.

Das Problem des Oak-Menschen ist jedoch, daß es ihm an Lockerheit und Gelassenheit fehlt. Er ist zwar ein starker, aber auch ein verbissener Mensch, der zuviel Energie einsetzt, um seine Ziele zu erreichen.

Der Oak-Mensch täte gut daran, ab und zu loszulassen und in sein Schicksal zu vertrauen. Durch die Oak-Essenz wird die Gewißheit vermittelt, daß man nicht alles alleine zu machen hat und daß es oft besser ist, gewisse Lasten an andere abzugeben – sei es nun an andere Menschen oder auch an das eigene Unterbewußtsein, das übrigens auch beschäftigt sein will …

 Affirmation:
„Ich erfahre die Kraft, die im Loslassen liegt."

Olive – Olive – Olea europoea

Indikation:
Für jene Menschen, die seelisch oder körperlich so gelitten haben, die so erschöpft und müde sind, daß sie meinen, für erneute Anstrengungen keine Kraft mehr zu besitzen.

Für sie ist das alltägliche Leben nur noch harte, freudlose Arbeit.

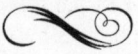

Die Problematik des Olive-Typus:
Der Olive-Mensch leidet unter Kraftlosigkeit und Müdigkeit. Der für die Harmonie des Menschen notwendige Wechsel zwischen Anspannung und Entspannung scheint bei ihm aus dem Rhythmus gelangt zu sein.

Es gibt viele Gründe dafür, daß Menschen in Erschöpfungszustände geraten. Beim Olive-Menschen ist oft eine lange andauernde Krankheit für den Mangel an Energie verantwortlich. Aber auch seelische Belastungen können an die Grenzen des Zusammenbruchs führen, wenn man sie nicht bewußt verarbeiten kann. Auch ein Mangel an Schlaf sowie der Konsum bestimmter Drogen wird auf die Dauer dazu führen, daß der Körper kraftlos und müde wird.

Das Olive-Heilmittel gibt verlorengegangene Energie sowohl auf der körperlichen als auch auf der seelischen Ebene zurück. Trotz dieser Unterstützung durch die Blütenessenz sollte sich der Olive-Mensch aber davor hüten, seine Energien durch unnütze Tätigkeiten zu verschwenden. Statt dessen sollte er sich schonen und seine Regenerationsphase, die durch das Heilmittel eingeleitet wird, bewußt erleben. Er kann diese Zeit der Erholung und der Wiederherstellung eines gesunden Energiepotentials dadurch unterstützen, daß er für ausreichend Schlaf sorgt und sich, wenn irgend möglich, auch tagsüber kleine Ruhepausen gönnt. Das Erlernen gewisser Entspannungstechniken, wie etwa des Autogenen Trainings, kann zusätzlich ebenso notwendig sein wie die Beachtung einer leichten, vitalstoffreichen Kost.

Affirmation:
„Ich spüre, wie meine Lebensenergie von Tag zu Tag wächst.‟

Pine – Föhre – Pinus sylvestris

Indikation:
Für alle Menschen, die immer die Schuld bei sich selbst suchen. Sogar wenn sie erfolgreich sind, meinen sie, sie hätten es eigentlich noch besser machen können.

Sie sind weder mit ihren Anstrengungen noch mit ihren Leistungen zufrieden. Auch arbeiten sie schwer und leiden wegen Fehlern, die sie sich selbst unterschieben. Sie übernehmen sogar noch für die Fehler der anderen die Verantwortung.

Die Problematik des Pine-Typus:
Der Pine-Mensch leidet stark unter unbegründeten Schuldgefühlen. Er ist ein Perfektionist, der immer sein Bestes gibt. Er versucht stets, es allen recht zu machen, was natürlich ein völlig aussichtsloses Unterfangen ist. Dies führt dazu, daß er sich oft übernimmt und überarbeitet, wodurch sein Leben zumindest phasenweise sehr unbefriedigend werden kann.

Der Pine-Mensch ist höchst unzufrieden, wenn die Dinge nicht optimal laufen, was auch noch einigermaßen verständlich ist. Unverständlich erscheint es jedoch, daß er auch dann noch unzufrieden ist, wenn alles wunderbar gelingt. Selbst die Bestätigung durch andere nützt dann nichts.

Das Pine-Heilmittel hilft dem Menschen, das Gefühl zu überwinden, er wäre immer an allem schuld und könnte alles noch besser machen. Dieses Gefühl resultiert oft aus einer Erziehung durch sehr ehrgeizige Eltern. Trotz dieser Prägungen aus der Kindheit ist der Erwachsene inzwischen aber für sich selbst verantwortlich. Und so sollte er die psychische Gewalt, die ihm seine Eltern angetan haben, nicht übernehmen, sondern lernen, liebevoll und nachsichtig mit sich umzugehen. Dazu gehört auch, daß man die Meinung der anderen nicht überbewertet und sich von dem Zwang befreit, allen Erwartungen gerecht werden zu müssen.

 Affirmation:
,,Ich stehe zu meinen Fehlern ebenso wie zu meinen Erfolgen.''

Red Chestnut – Rote Kastanie – Aesculus carnea

Indikation:
Für alle Menschen, die sich allzu viel um andere ängstigen. Meistens haben sie längst damit aufgehört, sich über sich selbst Sorgen zu machen; doch um jene, die sie lieben, sind sie besorgt, leiden viel und haben Angst, daß ihnen etwas Schlimmes zustoßen könnte.

Die Problematik des Red-Chestnut-Typus:
Die Sorge um den anderen Menschen, vor allem um den nahestehenden, ist völlig natürlich – jedoch nur in bestimmten Grenzen. Der Red-Chestnut-Mensch überschreitet diese Grenzen bei weitem. Er macht sich ständig Sorgen, daß seinen Liebsten etwas zustoßen könnte. Wenn beispielsweise der Ehepartner oder die Kinder eine Auto- oder gar Flugreise unternehmen, geraten sie bereits in Panik.

Dabei wird vergessen, daß es höchst ungünstig ist, sorgenvolle, angsterfüllte Gedanken auszusenden, da gerade sie dazu beitragen, daß sich ein Unglück ereignen könnte. Der Mensch sendet ständig Energien in Form von Gedankenschwingungen aus. Durch das Red-Chestnut-Heilmittel wird dem Menschen bewußt, welch große Verantwortung er gegenüber seinen Mitmenschen hat und wie notwendig es ist, positive, vertrauensvolle Gedanken auszusenden.

Die unangemessene Angst um den anderen Menschen wird durch die Red-Chestnut-Essenz allmählich verschwinden, und statt dessen wird man lernen, darauf zu vertrauen, daß die Liebsten durch höhere Mächte geschützt sind – komme, was wolle. Darüber hinaus wird man auch schon bald erkennen, wie unsinnig es ist, sich ständig um die anderen zu sorgen, da dadurch ja nicht das geringste gewonnen wird, außer daß man selbst unglücklich wird und auch die anderen mit seiner Sorge um sie belastet.

Affirmation:
,,Ich vertraue darauf, daß meine Nächsten unter Gottes Schutz stehen.''

Rock Rose – Gemeines Sonnenröschen – Helianthemum nummularium

Indikation:
Der Helfer in allen Notfällen, sogar wenn scheinbar keine Hoffnung mehr besteht: bei Unfällen oder plötzlichen Erkrankungen, wenn der Patient sehr große Angst hat oder auch, wenn die Umstände derart schlimm sind, daß alle Anwesenden ebenfalls Angst bekommen.

Ist der Patient bewußtlos, so kann man seine Lippen mit dem Notfallmittel befeuchten. Zusätzliche Blütenheilmittel können erforderlich sein. Wenn beispielsweise die Bewußtlosigkeit einem tiefen Schlaf ähnlich ist, verwende man die gemeine Waldrebe, bei quälenden Schmerzen Odermenning.

Die Problematik des Rock-Rose-Typus:
Das Rock-Rose-Heilmittel erfüllt hauptsächlich zwei Aufgaben: Einerseits hilft es all jenen Menschen, die sehr schwache Nerven haben und daher sehr leicht in große Aufregung geraten können, dabei, ruhig zu werden. Auf der anderen Seite ist Rock Rose das Mittel der Wahl, wenn der Mensch tatsächlich in schwerwiegende Notfälle hineingerät.

In Schocksituationen, etwa wenn man in einen Autounfall verwickelt wurde oder wenn man erfährt, daß man an einer lebensbedrohenden Krankheit leidet – immer dann, wenn der Mensch ernsthaft gefährdet ist, psychisch oder auch körperlich zusammenzubrechen, wird Rock Rose den notwendigen Mut verleihen, um diese Situation zu überstehen.

In Krisensituationen dieser Art neigt man im allgemeinen dazu, den Kopf zu verlieren. Der Atem stockt, der Puls schnellt in die Höhe, und es kommt zu chaotischen Gefühlszuständen. Hier hilft Rock Rose dabei, wieder die nötige Distanz und Klarheit in den Gedanken zu finden, die nötig sind, um die Situation richtig zu erfassen und auch entsprechend zu handeln. Rock Rose hilft also dabei, „einen kühlen Kopf zu bewahren".

 Affirmation:
„Ich bin vom himmlischen Licht erfüllt."

Rock Water — Wasser aus Heilquellen

Indikation:
Für alle Menschen, die in ihrer Lebenseinstellung sehr strikt sind und sich deshalb viele Freuden und Vergnügungen versagen. Sie fürchten, diese könnten ihre Arbeit und ihr Werk beeinträchtigen.

Sie üben große Selbstdizplin, sind hart gegen sich selbst und möchten stark, gesund und tätig sein und auch so bleiben. Sie hoffen immer, anderen ein Beispiel sein zu können, so daß diese ihre Ideen aufgreifen, ihnen nacheifern und so zu besseren Menschen werden.

Die Problematik des Rock-Water-Typus:
Der Rock-Water-Typus ist ein Mensch mit festen Prinzipien. Er ist sehr hart zu sich selbst und verfügt über ein hohes Maß an Selbstdizplin. Wenn man allzu hart mit sich selbst umgeht, verliert man leicht die Freude am Leben. Man verzichtet auf Vergnügungen jeder Art und verliert dabei die Fähigkeit, seine Gedanken und seinen Willen loszulassen und die Lockerheit zu schaffen, die die Seele wenigstens ab und zu benötigt, um sich frei entfalten zu können.

Rock-Water-Menschen sind oft sehr rationale Menschen mit festen Idealen, die sie mitunter fanatisch verfolgen. Um ihre Ziele zu erreichen, nehmen sie viele Opfer auf sich. Auch haben sie einen Hang zur Askese, der so weit führen kann, daß sie sich schließlich gar nichts mehr gönnen. Dummerweise erwarten sie auch von ihren Mitmenschen, daß diese sich ein Beispiel an ihnen nehmen und ebenso handeln. Dabei verwechseln sie Härte jedoch mit Kraft.

Die Rock-Water-Essenz fördert die Einsicht, daß das Weiche, Nachgiebige letztlich immer über das Feste, Starre siegen wird. Ein Baum, der sich im Wind biegt, bricht nicht. Ein Mensch, der locker und flexibel ist, bleibt auch lebendig und anpassungsfähig.

 Affirmation:
,,Ich nehme mich selbst liebevoll an.''

Scleranthus – Einjähriger Knäuel – Scleranthus annuus

Indikation:
Für alle Menschen, denen es große Schwierigkeiten bereitet, sich zwischen zwei Möglichkeiten zu entscheiden, denn einmal scheint ihnen das eine richtig zu sein, dann wieder das andere.

Es sind meistens stille Menschen, die Schwierigkeiten alleine tragen, weil sie nicht bereit sind, diese mit anderen zu besprechen.

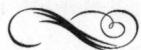

Die Problematik des Scleranthus-Typus:
,,Wer die Wahl hat, hat die Qual." Kaum eine Aussage trifft mehr auf den Scleranthus-Typus zu als diese. Ebenso wie der Cerato-Mensch hat der Scleranthus-Mensch große Probleme, wenn er sich entscheiden soll. Allerdings ist er im Vergleich sehr viel ruhiger und introvertierter, und er verheimlicht seine Probleme anderen Menschen gegenüber. Jede Entscheidung wird dem Scleranthus-Menschen zur Qual, und am liebsten würde er sich überhaupt vor Entscheidungen drücken.

Es hilft aber nichts – der Mensch muß sich ständig entscheiden, ob er will oder nicht. Sogar wenn man sich nicht mehr entscheiden will, ist dies ja bereits eine Entscheidung.

Der Scleranthus-Mensch hat die Fülle seiner Möglichkeiten vor Augen, und diese Fülle läßt ihn erstarren. Auch hat er Angst vor Fehlern und davor, das Falsche zu wählen. Im Grunde fehlt es diesen Menschen an gesunder ,,Ich-Kraft". Ihr Ego, ihr weltliches Ich, ist zu schwach ausgeprägt, und es fällt ihnen schwer, sich eine eigene Meinung zu bilden.

Die Scleranthus-Essenz hilft uns auf sehr einfache, aber wirkungsvolle Weise dabei, unsere Entscheidungen leichter zu fällen: Sie schärft unseren Blick für das Wesentliche – also für das, was unser Wachstum und unsere Entwicklung fördert. So ist jede Entscheidung für das Wesentliche, und das heißt nicht unbedingt für das Angenehme, eine gute Entscheidung.

 Affirmation:
,,Mutig und kraftvoll fälle ich meine Entscheidungen."

Star of Bethlehem – Goldiger Milchstern – Ornithogalum umbellatum

Indikation:
Für alle Menschen, die in großer Bedrängnis oder in Umständen sind, die sie sehr unglücklich machen.

Dazu gehören Schockzustände, wie sie oft entstehen, wenn schwerwiegende Nachrichten überbracht werden: der Verlust eines lieben Menschen; der Schrecken nach einem Unfall und ähnliche Dinge.

Aber auch alle jene, die sich über lange Zeit nicht trösten lassen wollen, können von diesem Heilmittel profitieren.

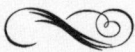

Die Problematik des Star-of-Bethlehem-Typus:
Das Star-of-Bethlehem-Heilmittel hilft allen Menschen, die durch schlechte Nachrichten, Unfälle oder Verletzungen erschüttert wurden. Dabei ist diese Essenz ein Mittel, das nicht nur akute Schockzustände lindert, sondern auch dann noch wirksam ist, wenn traumatische Erlebnisse bereits viele Jahre zurückliegen.

Durch die Nachricht vom Tod eines geliebten Menschen, etwa eines Kindes oder eines guten Freundes, kann es oft zu einer unüberwindbaren Trauer kommen. Aber nicht nur der Tod eines geliebten Menschen führt zu solchen Zuständen. Oft genügt es, daß Menschen von ihrem Partner verlassen werden, um in ihnen ein Gefühl der Trostlosigkeit auszulösen.

Der Star-of-Bethlehem-Mensch wurde irgendwann durch ein derartiges Ereignis vollkommen aus dem Gleichgewicht geworfen. Dabei muß dies nicht immer für die anderen sichtbar sein, zumal es sich um ein tiefes, aber stilles Leiden handeln kann, das ohne sichtbaren Ausdruck bleibt.

Das Star-of-Bethlehem-Mittel bringt den Menschen wieder in Harmonie. Es gibt ihm die nötige Kraft, schwere Prüfungen zu bestehen, und hilft dabei, bewußt in diese Erfahrungen hineinzugehen, was die Verarbeitung wesentlich erleichtert.

 Affirmation:
,,Ich lasse die Kraft meiner Liebe nach außen strahlen.''

Sweet Chestnut – Edelkastanie – Castanea sativa

Indikation:

Sweet Chestnut kann in jenen Momenten helfen, wenn die Verzweiflung eines Menschen so groß ist, daß sie untragbar erscheint. Es sind die Augenblicke, wenn Leib und Seele spüren, daß sie bis zum äußersten Rand der Belastbarkeit getrieben wurden und nachgeben und zusammenbrechen müßten. Wenn es scheint, als ob der einzige Ausweg in Zerstörung und Vernichtung bestehen könnte.

Die Problematik des Sweet-Chestnut-Typus:

Die Sweet-Chestnut-Essenz ist das Heilmittel für alle Menschen, die in absolute Verzweiflung und an die äußersten Grenzen ihrer Leidensfähigkeit geraten sind. Solche zugegebenermaßen sehr dunklen Momente großer Seelenqual beinhalten aber die Möglichkeit, große Schritte in der persönlichen Entwicklung zu sehen, die sogar zu einem Durchbruch in ein neues Sein führen können.

In Augenblicken größter Verzweiflung bricht das normale Denkmuster zusammen. Es entsteht dabei das Gefühl, „in einen tiefen Abgrund gestoßen zu werden". So dramatisch solche Situationen auch sind, so kann es in ihnen doch auch zu einem Kontakt mit einer neuen Dimension kommen, wobei sich mit einem Schlag die bisherige Perspektive verändert und man plötzlich eine ganz neue Energie in sich spürt.

Das Sweet-Chestnut-Mittel hilft uns dabei, im entscheidenden Moment den Blick nach oben zu richten und uns mit unserem tiefsten Wesen – man könnte auch sagen, mit unserem göttlichen Ursprung – zu verbinden. Um eine solche Wende herbeizuführen, ist es allerdings notwendig, sich widerstandslos in seine Verzweiflung hineinfallen zu lassen, was großen Mut erfordert. Durch das Heilmittel erkennen wir aber, daß wir niemals wirklich allein gelassen sind und daß wir uns auf die Hilfe von anderen Menschen und auch auf die Kraft unserer eigenen Seele wie auf einen „psychischen Airbag", der uns auffangen wird, verlassen können.

 Affirmation:

„Die Kraft meiner Seele ist grenzenlos."

Vervain – Eisenkraut – Verbena officinalis

Indikation:
Für alle Menschen, die fixe Ideen und feste Prinzipien haben, die sie für richtig halten und deshalb nur selten ändern.

Sie haben den großen Wunsch, alle anderen Menschen zu ihren Ansichten zu bekehren.

Sie sind willensstark und mutig, wenn sie von Dingen überzeugt sind, die sie den anderen beibringen möchten.

Sie arbeiten auch dann weiter, wenn sie krank sind und wenn andere schon längst ihre Verpflichtungen aufgeben würden.

Die Problematik der Vervain-Typus:
Der Vervain-Mensch ist zu großer Begeisterung fähig. Aufgrund von Einsichten, die Vervain-Menschen irgendwann im Laufe ihres Lebens hatten, entwickeln sie eine grenzenlose Begeisterung für bestimmte Ideen, denn sie glauben, sie hätten nun der Weisheit letzten Schluß gefunden. Sie fixieren sich in der Folge sehr stark auf diese Ideen oder Vorstellungen und verkünden ihre Überzeugungen, wo immer sie können.

Für ihre Ideale entwickeln sie großen Mut, der sie dazu befähigt, selbst große Hindernisse zu überwinden. Allerdings neigen sie dazu, sich dabei zu überanstrengen, und so findet man sie oft in Streßzuständen. Sie stressen aber nicht nur sich selbst, sondern auch ihre Mitmenschen, da sie versuchen, ihre eigene Begeisterung für bestimmte Dinge auch auf sie zu übertragen. Wenn sie merken, daß der andere nicht mitspielt, weil er nun einmal seine eigenen Interessen hat, lassen sie nicht von ihm ab, sondern versuchen, ihn zu manipulieren, was natürlich letztlich einem Akt der Gewalt gleichkommt.

Das Vervain-Mittel wird dazu führen, daß man erkennt, wie wichtig es ist, andere Menschen dahingehend loszulassen. Auch wird es dazu dienen, Freiräume im Bewußtsein zu schaffen, durch die fixe Ideen aufgelöst werden können, wenn sie zur weiteren Entwicklung nichts mehr beitragen.

 Affirmation:
„Ich öffne mich für neue Wege.“

Vine − Weinrebe − Vitis vinifera

Indikation:
Für alle Menschen, die selbstsicher und begabt sind, auf ihren Erfolg vertrauen und meinen, es müßte auch den anderen zum Vorteil gereichen, wenn diese alles genau so tun würden, wie sie selbst es tun, denn sie sind davon überzeugt, daß es nur so richtig ist.

Sie schulmeistern ihre Umgebung sogar dann noch, wenn sie krank sind. Dafür können sie in Notsituationen Hervorragendes leisten.

Die Problematik des Vine-Typus:
Der Vine-Typus ist ein sehr selbstbewußter Mensch mit großen Begabungen und vielen Möglichkeiten. Er ist eine Führerpersönlichkeit, denn er weiß einerseits genau, was er will, andererseits übernimmt er auch gerne die Verantwortung − man könnte aber auch sagen, das Kommando.

Leider neigt der Vine-Mensch dazu, seine Mitmenschen zu unterdrücken, und er ist der Überzeugung, daß er selbst im Recht, der andere hingegen im Unrecht sei. Der Vine-Mensch hat eine sehr starke Eigenschwingung, was viele Vorteile, aber auch den Nachteil hat, daß er sich kaum in andere Menschen hineinversetzen kann. So fehlt es ihm meist an wirklich tiefen Verbindungen.

Durch das Vine-Heilmittel kann er lernen, seinen Standpunkt zu verlassen und sich in Standpunkte anderer Menschen hineinzubegeben, was bedeutet, daß er die anderen zu verstehen lernt. Durch dieses Verstehen und Mitfühlen wird er begreifen, daß die anderen einmalige, wunderbare Wesen sind, die es zu respektieren und zu achten gilt. Dabei kommt er auch wieder zu seiner eigenen Mitte zurück. Allmählich wird sich so die Fähigkeit entwickeln, anderen Menschen, die in Not geraten sind, zu helfen. Dabei können Vine-Menschen ihre Führungskraft erst wirklich sinnvoll einsetzen, indem sie anderen Menschen auf sanfte Art und Weise eine Richtung geben und sie für höhere Ziele motivieren.

 Affirmation:
„Ich achte die Individualität jedes einzelnen Menschen."

Walnut — Walnuß — Juglans regia

Indikation:

Für alle Menschen, die feste Ziele und feste Ideale haben und diese eifrig verfolgen. Durch die Ansichten und Überzeugungen, aber auch den Enthusiasmus anderer kommen sie zuweilen in Versuchung, ihren eigenen Ideen und Zielen untreu zu werden.

Dieses Heilmittel gibt ihnen Standhaftigkeit und Schutz gegen Beeinflussung von außen.

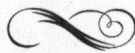

Die Problematik des Walnut-Typus:

Der Walnut-Mensch ist eigentlich bereits auf dem richtigen Weg. Er hat seine Ziele und Ideale. Manchmal ist er vielleicht ein bißchen zu idealistisch, aber im Grunde kennt er seinen Lebensweg, wenngleich er diesen leider immer wieder verläßt. Das liegt daran, daß der Walnut-Typ sehr leicht zu beeinflussen ist. Kaum kommen die Ansichten anderer ins Spiel, die den eigenen entgegenstehen, schon wird der Walnut-Mensch aus seiner Bahn geworfen und gerät ins Wanken.

Natürlich hat es auch Vorteile, wenn man für die Ideen anderer Menschen offen ist. So kann man dadurch Aspekte, die man bisher übersehen hat, in seinen Weg miteinbeziehen und etwas mehr Farbe in sein Leben bringen. Andererseits verfehlt der Walnut-Mensch seinen Weg immer wieder, wenn er bei wichtigen Entscheidungen fremde Ratschläge plötzlich überbewertet. Hier fehlt es an der inneren Freiheit, die eigenen Entscheidungen zu treffen, ohne sich dabei beeinflussen zu lassen.

Die Walnut-Heilessenz stärkt die Durchsetzungskraft und das Vertrauen in den eigenen Weg. Sie ermöglicht, die vielen, vielleicht gutgemeinten Ratschläge aus der Umgebung zu ignorieren, falls diese unbrauchbar sind. Auch hilft das Heilmittel dabei, sich selbst abzugrenzen und zu schützen. Die Abwehrkräfte sollten schließlich nicht nur im körperlichen Bereich wirksam sein, sondern sie sollten auch in der Lage sein, uns vor fremden Gedanken zu schützen.

 Affirmation:
„Ich stehe zu mir und bleibe mir treu."

Water Violet − Sumpfwasserfeder − Hottonia palustris

Indikation:

Für alle Menschen, die, ob gesund oder krank, gern alleine sind. Es sind stille Menschen, die sich lautlos bewegen, wenig reden und das Wenige in ruhigem Ton sagen. Es sind durchaus fähige Menschen, sehr unabhängig und selbstsicher, die sich wenig um die Meinung der anderen kümmern.

Sie gehen ihren eigenen Weg, halten Abstand und lassen die anderen in Ruhe. Oft sind sie klug und talentiert. Ihre Ruhe und ihr innerer Friede kann ein Segen für andere Menschen sein.

Die Problematik des Water-Violet-Typus:

Water-Violet-Menschen haben viele positive Qualitäten, von denen andere nur träumen können. Sie haben es gelernt, mit sich alleine zu sein, ohne daß ihnen dabei mulmig zumute ist oder sie sich gar mit sich langweilen würden. Sie strahlen eine außergewöhnliche Ruhe aus.

Aber es gibt auch negative Aspekte. Diese hängen insbesondere mit der Zurückgezogenheit des Water-Violet-Menschen zusammen, der dadurch oft isoliert bleibt. Seine Distanz zu anderen Menschen, der meist eine Angst vor Nähe zugrunde liegt, führt dazu, daß er niemanden wirklich an sich heranläßt, so daß viele das Gefühl haben, dieser Mensch wäre im Grunde unerreichbar für sie.

Nur im rechten Rhythmus zwischen Alleinsein und Kontakthalten zu anderen kann der Mensch sein volles Potential verwirklichen. So wichtig die meditative Selbstbesinnung ist, so bedeutsam ist auch die Resonanz und das Feedback der Mitmenschen für die Selbsterkenntnis. Außerdem benötigen viele Menschen vielleicht unsere Hilfe. Der Water-Violet-Typ hat aufgrund seiner Selbstsicherheit und seiner inneren Ruhe die idealen Voraussetzungen, um Menschen auf ihrem Weg weiterzuhelfen. Allerdings muß er den Schritt auf sie zu wagen, ein Schritt, der durch die Water-Violet-Essenz erheblich erleichtert wird.

 Affirmation:

„Ich erlebe die Wärme, die in der Nähe steckt."

White Chestnut — Roßkastanie — Aesculus hippocastanum

Indikation:

Für alle Menschen, die nicht verhindern können, daß sich unerwünschte Gedanken, Ideen und Argumente unaufhörlich in ihr Bewußtsein drängen. Dies ist meist dann der Fall, wenn kein momentanes Interesse stark genug ist, um die volle Aufmerksamkeit zu fesseln. Es ist dann oft so, daß sich solche Gedanken und Vorstellungen ständig im Kopf herumdrehen, ohne daß man sie los wird. Das kann zu einer Tortur werden.

Die Gegenwart dieser unangenehmen Gedanken und Bilder vertreibt den inneren Frieden und beeinträchtigt die Fähigkeit, konzentriert an die tägliche Arbeit oder gar an Freude und Vergnügungen zu denken.

Die Problematik des White-Chestnut-Typus:

Der White-Chestnut-Typus hat ein Problem mit seiner Konzentration. Oft liegt es an einem Mangel an Interesse, Begeisterung oder Motivation, daß diese Menschen sich nicht auf eine Sache konzentrieren können. Wann immer sie sich einer Aufgabe oder Tätigkeit widmen, kommt es dabei zu endlosen Grübeleien, die Gedanken drehen sich ständig im Kreis, was zu großer psychischer Unruhe führt und nebenbei jede effektive Arbeit unmöglich macht.

Es ist aber für unsere innere Entwicklung ebenso wie für unser „äußeres Leben" ganz entscheidend, daß wir es vermögen, unsere Gedanken und unsere Kräfte auf irgend etwas zu konzentrieren. Beispielsweise wissen wir aus dem Raja-Yoga, daß nur über die Konzentration auch die Meditation möglich wird. Mit Hilfe der Blütenessenz wird unsere Konzentrationkraft erhöht, wodurch ablenkende Gedanken abgewehrt werden und die nötige Gedankenklarheit entsteht, die mit einem ruhigen See vergleichbar ist, dessen Oberfläche durch keine Welle mehr aufgewühlt wird. So werden wir wieder zum Beherrscher unserer Gedanken, anstatt zu ihrem Sklaven.

Affirmation:

„Mit jedem Ausatmen lasse ich unnötige Gedanken los."

Wild Oat – Wald-Trespe – Bromus ramosus

Indikation:
Für alle ehrgeizigen Menschen, die etwas Besonderes im Leben vollbringen möchten. Sie möchten viele Erfahrungen sammeln, wollen alles genießen, was genossen werden kann, und möchten sich des Lebens erfreuen.

Ihre Schwierigkeit liegt darin, daß sie sich nicht entscheiden können, welcher Beschäftigung sie nachgehen sollen, denn trotz ihres großen Ehrgeizes fühlen sie keine Berufung zu einer speziellen Laufbahn. Das kann Verzögerungen zur Folge haben, wodurch sie unzufrieden werden.

Die Problematik des Wild-Oat-Typus:
Wild-Oat-Menschen besitzen meist großen Ehrgeiz, lenken ihre Energien und ihren Ehrgeiz aufgrund mangelnder Entscheidungskraft aber nicht in eine feste Richtung, und so sind sie oft sehr unzufrieden mit sich selbst, da sie das Gefühl haben, es würde nicht „vorwärtsgehen".

Sie fangen vieles an, wechseln oft ihr Hobby, ihren Beruf und sogar ihren Partner, denn sie sind schnell gelangweilt. So entwickeln sie nicht die nötige Durchsetzungkraft, um über Durststrecken hinwegzukommen. Diese Kraft ist aber nötig, um tiefer in eine Sache einsteigen zu können. Wer immer beim ersten kleinen Konflikt oder der ersten Flaute die Flinte in Korn wirft, wird sich nie weiterbewegen.

Wild-Oat-Menschen sind immerzu auf der Suche – gehetzt und unruhig. Sie suchen ihr Glück in Abwechslungen und Vergnügungen. Solange man aber sucht, verpaßt man die Möglichkeit des gegenwärtigen Augenblicks, der bereits alles beinhaltet. Die Blütenessenz hilft uns, anstatt immer weiter vorwärts zu denken, in den Moment hineinzugehen und zu innerem Frieden zu finden.

 Affirmation:
„Meine innere Stimme führt mich auf den rechten Weg."

Wild Rose – Heckenrose – Rosa canina

Indikation:
Für alle Menschen, die scheinbar grundlos allem Geschehen gegenüber gleichgültig werden und resigniert durch das Leben treiben.

Sie nehmen alles hin und unternehmen keinerlei Anstrengungen, um ihre Situation zu verändern und dadurch wieder etwas Freude zu finden. Klaglos ergeben sie sich dem Lebenskampf.

Die Problematik des Wild-Rose-Typus:
Die Wild-Rose-Mensch hat es weitgehend geschafft, sich von seinen Emotionen zu befreien. Er hat sich von seiner Gefühlswelt allmählich abgeschnitten und lebt nun in einem Zustand der Resignation und Gleichgültigkeit dahin. Er hat den Lebenskampf aufgegeben und betrachtet die Dinge ohne innere Beteiligung. Die Gleichgültigkeit und der Mangel an Anteilnahme haben dazu geführt, daß sein Leben freud- und reizlos geworden ist. Die Resignation und folglich die Passivität sind so stark geworden, daß sie selbst schöne Augenblicke überschatten, die genug Anlaß zur Freude geben würden.

Der Vorteil dabei ist, daß diese Menschen sich nicht nur den positiven, sondern auch den negativen Gefühlen verschlossen haben, so daß sie nicht leicht durch Schicksalsschläge erschüttert werden können. Durch ihre Gleichgültigkeit haben sie sich gepanzert und geschützt.

Das Wild-Rose-Heilmittel wird diesen Panzer jedoch langsam durchbrechen und die emotionalen Blockaden auflösen. Schließlich ist die Rose das Symbol für die Liebe, die Mystik und die Poesie, die allesamt mit Gleichgültigkeit unvereinbar sind, da sie sich ja gerade durch Begeisterung und innere Anteilnahme auszeichnen. Die Kraft der Rose wird die Liebe zum Leben, zu den Mitmenschen und zur ganzen Schöpfung aufs neue erwecken und den Menschen wieder lebendig machen.

 Affirmation:
,,Ich achte mein Leben wie ein göttliches Geschenk.''

Willow — Weide — Salix vitellina

Indikation:

Für alle Menschen, die ein Mißgeschick oder ein Unglück erlitten haben. Es fällt ihnen schwer, ihr Schicksal klaglos und ohne Verbitterung anzunehmen, denn diese Leute beurteilen das Leben nach dem Erfolg.

Auch sind sie der Ansicht, daß sie eine so große Prüfung nicht verdient haben und daß dies ungerecht gewesen sei. Dadurch werden sie verbittert.

Oft läßt das Interesse und die Aktivität in den Dingen nach, in denen sie vorher Freude und Befriedigung empfunden haben.

Die Problematik des Willow-Typus:

Der Willow-Mensch ist verbittert. In seinen Augen ist dies auch kein Wunder, da er viele Schicksalsschläge erleiden mußte und das Unglück offenbar an sich zu ziehen scheint. Nichts läuft, wie es soll, und alles mißlingt ihm. Der Willow-Mensch hadert mit seinem Schicksal. Dabei übersieht er bedauerlicherweise, daß seine negative Erwartungshaltung genau die Energien ausstrahlt, die dann in der sichtbaren Welt den Eintritt des Unglücks begünstigen.

Dieser Persönlichkeitstyp fühlt sich immerzu ungerecht behandelt und sieht sich als Opfer, wodurch er sich selbst in seiner Entwicklung behindert. Wer nämlich eine Perspektive einnimmt, in der er sich selbst als machtlos und ausgeliefert sieht, beraubt sich aller Möglichkeiten, die Zügel für sein Leben selbst in die Hand zu nehmen und aktiv Veränderungen zu bewirken.

Das Willow-Heilmittel vermittelt die Einsicht, daß Prüfungen, wie etwa Krankheiten, eine Chance darstellen, sich weiterzuentwickeln und über sich hinauszuwachsen. Der Mensch lernt, solche Situationen bewußt zu meistern und die Verantwortung für sein Leben wieder zu übernehmen.

Affirmation:

„Ich nehme die Zügel für mein Leben selbst in die Hand."

Rescue Remedy – Notfalltropfen

Bei akuten Notfällen, seien sie körperlicher oder seelischer Natur – ein Unfall oder eine mit großer Angst erwartete Prüfung – , stellt die Bach-Blütentherapie ein unterstützendes Hilfsmittel bereit: die Notfalltropfen, eine Mischung aus fünf Bach-Blütenessenzen:

- Cherry Plum
- Clematis
- Impatiens
- Rock Rose
- Star of Bethlehem

Die Notfalltropfen können universell, in jeder ungewöhnlichen, angespannten oder schmerzhaften Situation eingesetzt werden. Zum Beispiel bei Lampenfieber, nach einem Streit, nach einer gefährlichen Situation, bei Prüfungsangst, schlechten Nachrichten, Panikattacken usw.

Da sich die Notfalltropfen vor allem bei unvorhergesehenen Situationen bewähren, kann es sinnvoll sein, immer ein kleines Fläschchen wie einen Talisman bei sich zu tragen – dann sind sie zur Stelle, wenn Sie sie benötigen.

Die Notfalltropfen nehmen Sie ein, wie die anderen Blütenessenzen auch; entweder einige Tropfen direkt in den Mund oder aber mit einem Glas Wasser vermischt. Erstere Methode eignet sich bei Situationen wie Lampenfieber, Reiseangst, Prüfungsängsten usw., während die zweite Methode in Schocksituationen, bei plötzlichen schlechten Nachrichten und überhaupt bei solchen Gelegenheiten, die einer ständigen Unterstützung bedürfen, besser geeignet ist. Dann kann nämlich die Essenz über längere Zeit schluckweise mit dem Wasser – das durch das Hinzutun der Tropfen selbst wieder zu einem Heilmittel geworden ist – aufgenommen werden.

Die Notfalltropfen können Sie entweder kaufen oder aber selbst aus den fünf einzelnen Essenzen herstellen. Dazu geben Sie einfach in ein 30ml-Fläschchen je fünf Tropfen aus den Vorratsflaschen jeder Blütenessenz. Dann füllen Sie das Fläschchen mit Whiskey, reinem Alkohol oder destilliertem Wasser auf – fertig.

Eine Übersicht über die 38 Heiler

Agrimony, Odermennig	Selbstverleugnung, Suchtgefahr, Harmoniebedürfnis
Aspen, Espe	Vage, undefinierbare Ängste, Aberglauben
Beech, Buche	Selbsttäuschung, Zwang zur Harmonie
Centaury, Tausendgülden-kraut	Übermäßiger Wunsch zu dienen, Vernachlässigung der Lebens-aufgabe
Cerato, Bleiwurz	Mangel an gesundem Selbstver-trauen
Cherry Plum, Kirschpflaume	Angst vor Geisteskrankheit und unkontrollierten Handlungen
Chestnut Bud, Kastanien-knospen	Mangel an Lernfähigkeit; Schwierigkeiten, loszulassen
Chicory, Zichorie	Pedanterie, übertriebene Sorge um andere
Clematis, Waldrebe	Tagträume, Todessehnsucht, Un-glücklichsein
Crab Apple, Holzapfel	Irrationale Gedanken, Angst vor „Unreinheit"
Elm, Ulme	Depressionen, wenn die eigenen, zu hoch angesetzten Ziele nicht erreicht werden können
Gentian, Enzian	Zweifel, Resignation, vorschnel-les Aufgeben
Gorse, Stechginster	Hoffnungslosigkeit, negatives Denken
Heather, Heidekraut	Unfähigkeit, alleine zu sein; Ab-lenkung um jeden Preis suchend
Holly, Stechpalme	Negative Gedanken (Eifersucht, Neid, Haß, Mißtrauen, Ärger)
Honeysuckle, Geißblatt	Trauer, Resignation, Vergangen-heitsbezogenheit

Hornbeam, Hainbuche	Übermüdung, Kraft- und Energielosigkeit, schnelles Gestreßtsein
Impatiens, Springkraut	Ungeduld, Hektik, Übermäßige Eile
Larch, Lärche	Mangelndes Selbstwertgefühl, zuwenig Bemühen um Erfolg
Mimulus, Gefleckte Gauklerblume	Furcht vor Alltäglichem (Krankheit, Alleinsein), Verschlossenheit
Mustard, Ackersenf	Schwermut, Verzweiflung an den Dingen des Alltags
Oak, Eiche	Willensstärke, Kämpfertyp, Verbissenheit, Mangel an Gelassen- und Lockerheit
Olive, Olive	Kraftlosigkeit, Müdigkeit, Erschöpfung
Pine, Föhre	Unbegründete Schuldgefühle, Überarbeitung
Red Chestnut, Rote Kastanie	Unbegründete Ängste um andere Menschen
Rock Rose, Gemeines Sonnenröschen	Panik, große Angst, Notfallsituation
Rock Water, Wasser aus Heilquellen	Übertriebene Selbstdisziplin und Härte sich selbst gegenüber
Scleranthus, Einjähriger Knäuel	Entscheidungsschwäche, Wankelmut
Star of Bethlehem, Goldiger Milchstern	Unüberwindbare Trauer, Schock, Unfälle
Sweet Chestnut, Edelkastanie	Äußerste Verzweiflung, Vernichtungsgefühle
Vervain, Eisenkraut	Fixe Ideen, zwanghafte Gedanken und Vorstellungen, Prinzipienreiter
Vine, Weinrebe	Dominanzstreben, Missionierungsdrang

Walnut, Walnuß	Beeinflußbarkeit, Mangel an Standhaftigkeit, übertriebener Idealismus
Water Violet, Sumpfwasser-feder	Zurückgezogenheit, Distanz zu anderen Menschen
White Chestnut, Roßka-stanie	Gedankenflucht, Konzentrations-mangel, Unruhe
Wild Oat, Wald-Trespe	Ehrgeiz, Entscheidungsschwäche, Genußsucht
Wild Rose, Heckenrose	Resignation, Freudlosigkeit, Aufgabe
Willow, Weide	Verbitterung, Gefühlsarmut, Zynismus

4. Kapitel:
Neue Blütenessenzen und Kombinationen

Die Weiterentwicklung der Blütentherapie

Dr. Bach hatte für viele wichtige und grundlegende Seelenprobleme Blütenessenzen gefunden, die heute noch ihre Gültigkeit haben. Doch die Zeit ist nicht stehengeblieben. Auch in der Blütentherapie gibt es Weiterentwicklungen und Fortschritte.

Nicht alles, was als Fortschritt bezeichnet wird, ist tatsächlich ein Fort-Schreiten, eine Entwicklung. So stellt sich heute die Frage, ob die Technik wirklich ein Fortschritt war. All unsere Technik hat es nicht geschafft, die natürlichen Grundlagen unseres Lebens zu erhalten, sondern sie hat mindestens genausoviel zerstört wie geschaffen. Andere Kulturen ohne technische ,,Fortschritte'' leben seit Jahrtausenden in einer Art und Weise, in der die Natur bewahrt wird. Sind wir wirklich fortgeschrittener?

Dies nur als Anmerkung, als Anregung, Fortschritte auch immer etwas skeptisch zu betrachten.

Die neuen Entwicklungen in der Blütentherapie können jedoch wohl tatsächlich als Fortschritte im besten Sinne des Wortes gelten. Diese Neuentwicklungen folgen den Prinzipien Dr. Bachs bis ins Detail; doch unsere heutige Zeit kennt neue seelische Probleme, von denen Dr. Bach nichts ahnen konnte. Unsere Umweltzerstörung, die zunehmende Hektik im Leben, die immer stärkere Technisierung unserer Welt bringen viele Probleme, auch für unsere seelische Entwicklung, mit sich.

Ein Beispiel für eine direkte Erweiterung der Bachschen Blütentherapie ist die Kalifornische Blütentherapie, die etliche neue heilsame Blüten vorstellt, die auf bestimmte, insbesondere ,,moderne'' psychische Probleme einwirken.

Intuitive Blütentherapie

Die Autoren dieses Buches haben ein neues Konzept für die Blütentherapie vorgeschlagen, das gerade der heutigen Zeit und der zunehmenden Entfremdung von unserer natürlichen Umwelt Rechnung trägt: die Intuitive Blütentherapie.

Dabei sind zwei Prinzipien von grundlegender Bedeutung. Einmal geht es um das Vertrauen in unsere Intuition. Unsere Seele, unser Unterbewußtsein, spürt sehr wohl, was ihm guttut, was zur inneren Heilung nötig ist. Wir können also, wenn wir nur vertrauen, unserer Seele die Wahl des rechten Heilmittels überlassen.

Zum zweiten ist die Verbindung zur *unmittelbaren* Natur von nicht zu unterschätzender Bedeutung: Alle Pflanzen haben eine „Seele", eine Lebensenergie, von der heilende Kräfte ausgehen; doch die Pflanzen, die in unserer unmittelbaren Umgebung heimisch sind, harmonieren eher mit uns als solche, die von weit her kommen.

Die Blüten, die Dr. Bach fand, sind in England beheimatet, liegen uns also nicht so fern; sie sind größtenteils auch bei uns zu finden. Problematischer sind nun schon die Kalifornischen Blütenessenzen, die für uns Mitteleuropäer nicht ihre volle Wirksamkeit entfalten.

Es ist tatsächlich so, daß wirklich *jede* Pflanze Heilkräfte in sich trägt. Aus jeder Pflanze kann also eine Blütenessenz hergestellt werden. Im letzten Kapitel gehen wir auf die Herstellung der Essenzen genauer ein, so daß Sie diese selbst leicht aus den Blüten gewinnen können.

Wie funktioniert die Intuitive Blütentherapie nun praktisch? Sie ist tatsächlich so einfach, wie der Name schon andeutet: Gehen Sie hinaus in die Natur – und sei es nur der Stadtpark – und lauschen Sie Ihrer inneren Stimme. Folgen Sie einfach Ihren Gefühlen. Wenn Sie eine Pflanze anspricht, nehmen Sie ein paar Blüten und stellen Sie Ihre ganz persönliche Essenz her!

Die seelischen Wirkungen der Intuitiven Blütentherapie sind erstaunlich. Die Blüten, die Ihre Intuition für Sie aussucht, sind fast immer die, die Sie in Ihrer seelischen Entwicklung am meisten fördern. Die Intuitive Blütentherapie dient also vor allem der Selbstverwirklichung. Aber auch sehr lange andauernde, chronische Erkrankungen, die ja zumeist in tiefliegenden seelischen Verletzungen begründet sind, werden oft positiv beeinflußt. Selbst scheinbar unheilbare Erkrankungen wurden geheilt!

Die Intuitive Blütentherapie kann und will Dr. Bachs ursprüngliche Blütentherapie nicht ersetzen. Die Intuitive Blütentherapie greift nicht bei den konkreten und akuten Problemen, bei denen die Bachblüten angezeigt sind.

Doch wer an seiner seelischen Entwicklung interessiert ist, wird mit der Intuitiven Blütentherapie einen neuen, spannenden Weg zum eigenen Selbst finden.

Kombinationen der Essenzen und ihre Wirkung

Eine nahezu unbegrenzte Erweiterungsmöglichkeit für den Einsatz der Bach-Blütenmittel (aber natürlich auch der Kalifornischen Blüten oder innerhalb der Intuitiven Blütentherapie) ist die Kombination von einzelnen Essenzen. Die Wirkungen der Mischungen sind dabei stets mehr als nur die addierte Wirkung der einzelnen Essenzen.

Dr. Bach selbst stellte schon eine solche wirkungsvolle Mischung zusammen: die Notfalltropfen, die aus den Essenzen *Star of Bethlehem, Rock Rose, Impatiens, Cherry Plum* und *Clematis* zusammengesetzt sind.

Bei den meisten seelischen Problemen ist eine Mischung aus zwei bis drei Essenzen angezeigt; dabei ist mitunter auf den ersten Blick und auch bei Kenntnis der Wirkungen der einzelnen Essenzen nicht sofort nachvollziehbar, weshalb gerade diese Blüten hilfreich sind. Das hat zwei Gründe.

Einmal ergänzen sich die Heilkräfte so, daß ein neuer Heilaspekt auftritt, und zum anderen ist eine genaue Analyse des Problems notwendig, um die richtige Kombination zu finden. Diese Analyse muß nicht unbedingt rational erfolgen, sondern kann ebensogut durch die Intuition erfolgen. Allerdings sollte eine intuitive Analyse dann auch der rationalen Überlegung standhalten.

Nehmen wir als Beispiel das Problem, daß jemand schnell beleidigt ist. Wenn wir die Beschreibungen der Heilwirkungen der Blütenessenzen durchgehen, finden wir zunächst keine Blüte Dr. Bachs, die dieses Problem explizit auflöst. Wenn wir uns nun fragen, weshalb jemand schnell beleidigt ist, kommen wir wohl darauf, daß man nur dann beleidigt ist, wenn man glaubt, beleidigt werden zu können.

Ein wichtiger Aspekt ist also das Selbstwertgefühl. Wenn wir nun die 38 Blüten noch einmal durchgehen, finden wir vor allem zwei Blüten, die mit dem Selbstwertgefühl zusammenhängen: *Cerato* und *Larch*.

Tatsächlich hilft diese Kombination, wie die Erfahrung zeigt, Menschen sehr gut, die schnell beleidigt sind. Zusätzlich hilft mitunter auch *Beech*, wenn das Beleidigtsein damit zusammenhängt, daß man sich über seine eigenen Eigenschaften und Fehler hinwegtäuscht.

Bei ,,körperlichen'' Krankheiten ist es noch ein wenig komplizierter, die richtige Kombination von Blütenessenzen zu finden, da die Krankheit sozusagen einen Umweg darstellt — sie ist ja letztendlich ein symbolischer Ausdruck eines seelischen Leidens. Im Kapitel ,,Die Symbolik der Krankheitsbilder'' werden wir diesen Punkt noch eingehender behandeln.

Die Kombinationsmöglichkeiten der 38 Bachblüten sind gewaltig. Wenn man zwei Blüten kombiniert, gibt es 1.406 Möglichkeiten, bei einer Kombination aus dreien bereits 50.616, und wenn man vier Blüten kombiniert, erhält man weit über eine Million Kombinationsmöglichkeiten!

Sie sehen also, daß die Kombination von Bachblüten ein riesiges, weitestgehend unerforschtes Gebiet darstellt. Da Bachblüten keinen Schaden anrichten können, stehen dem Interessierten hier alle Möglichkeiten offen, neue Erfahrungen zu sammeln. Auch Sie können Ihrer Intuition vertrauen und zu einem ,,Bachblüten-Forscher'' werden!

5. Kapitel:
Meditation und Bachblüten

Einfühlsames Vorgehen ist bei der Bach-Blütentherapie notwendig

Die Bach-Blütentherapie ist eine Therapieform, die ihre Hauptwirkungen zunächst immer im psychischen Bereich zur Entfaltung bringt. Im Gegensatz zu einer chemischen Medikation, die auf der gröberen Ebene des körperlichen Geschehens einsetzt, könnte man die Bach-Blütentherapie daher auch als eine feinstoffliche Therapie bezeichnen.

Es ist übrigens auch kein Zufall, daß eher feinfühlige, sensible Menschen zu Therapieformen neigen, die über das Offensichtliche hinausgehen. Dabei bewegt man sich natürlich in Bereichen, die für viele so weit außerhalb ihres Vorstellungsvermögens liegen, daß sie nicht anders können, als sie im besten Falle nur anzuzweifeln, zumeist aber radikal abzulehnen und als ,,Unsinn'' zu bezeichnen.

Dies sollte Sie indes nicht bekümmern. Schließlich geht es letztlich um Ihre Gesundheit, um Ihre Entwicklung und um Ihr Wohlbefinden. Daß Sie ein Buch über Bachblüten in den Händen halten, zeigt bereits, daß Sie durchaus die nötigen Voraussetzungen haben, um sich auf diese Therapieform einzulassen, und sei es ,,nur'', um ein Experiment zu wagen.

Wie Sie wissen, sprechen die Bachblüten ja besondere Persönlichkeitsaspekte an, und so wird die Bach-Blütentherapie, richtig betrieben, schließlich zur Arbeit am Selbst. Je bewußter Sie sich in dem Zeitraum, in dem Sie eine bestimmte Blütenessenz einnehmen, mit Ihrer Problematik befassen, desto stärker werden die Wirkungen zweifellos sein. Wer die Bach-Blütentherapie ernsthaft betreiben will, muß daher einfühlsam, wach und geduldig vorgehen. Mit anderen Worten könnte man auch sagen, er muß mit einem meditativen Geist an die Sache herangehen.

Die Verfeinerung und Sensibilisierung des Geistes, die Erhöhung der Wachheit und Achtsamkeit und die Entwicklung persönlicher Kräfte ist keinesfalls eine Gabe des Himmels, sondern kann, wie jede Kunst, kultiviert und „trainiert" werden. Wenn Sie sich entschlossen haben, sich mit der Bach-Blütentherapie zu beschäftigen, so wäre eine gleichzeitige Kultivierung Ihrer geistig-seelischen Möglichkeiten natürlich sehr zu empfehlen.

Wenn wir hier von Meditation sprechen, so meinen wir dabei die westliche Bedeutung des Wortes. Es geht daher nicht darum, den überbewußten Zustand des *samadhi* zu erreichen, wie er in Indien angestrebt wird, sondern vielmehr um eine stille Betrachtung und ein entspanntes Nachdenken über die eigenen Persönlichkeitsaspekte.

Um meditieren zu können, muß man nun wahrlich nicht in der Lage sein, zu zaubern. Jedes Kind kann meditieren – und auch Sie können es. Es gibt verschiedene Möglichkeiten, Bach-Blütentherapie und Meditation zu kombinieren.

Vielleicht möchten Sie sich einfach nur für die Wirkungen der Bach-Blütenessenzen öffnen. Dann müßte Ihre Betonung eher darauf liegen, still zu werden, sich zu entspannen und einen Freiraum in Ihrem Bewußtsein zu erzeugen, der vom alltäglichen Gedankenfluß weitgehend unberührt bleibt.

Oder vielleicht haben Sie ja das Bedürfnis, Veränderungen wahrzunehmen, die durch die Einnahme Ihrer Blütenessenz auftreten werden. Dazu wäre es nötig, regelmäßig in seine Psyche hineinzuleuchten und sich nach dem eigenen Befinden zu befragen. Fragen Sie sich zum Beispiel: „Wie geht es mir eigentlich jetzt? Bin ich ruhig oder eher unruhig? Kann ich frei durchatmen, wach und doch entspannt sein? Kann ich mich dem Leben anvertrauen? Oder werde ich durch bestimmte Blockaden behindert?"

Sie können dann auch auf bestimmte Persönlichkeitsaspekte eingehen, die Sie gerne ändern würden. Wenn Sie eine bestimmte Essenz einnehmen, wird sich auf jeden Fall etwas in Ihnen tun. Je geeigneter die Essenz für Sie ist, je genauer also die Diagnose erfolgte, desto größer werden diese Veränderungen sein. Meditieren, das kann auch heißen: Schauen, was passiert. Veränderungen registrieren. Das heutige Befinden mit dem gestrigen vergleichen.

Wichtig ist bei jeder Meditation jedoch, daß Sie möglichst entspannt sind, daß Sie bequem sitzen, eventuell auch liegen, daß Sie dennoch nicht einschlafen und daß Sie nicht zu viel wollen. Beobachten Sie, lassen Sie die Dinge geschehen, und greifen Sie nicht so sehr ein – das ist alles!

Für jede der Bachblüten haben wir die Grundproblematik der jeweiligen Persönlichkeit kurz besprochen, um Ihnen einen Anhaltspunkt zu geben. Wenn Sie ein bestimmtes Heilmittel für sich herausgefunden haben und nicht innerhalb einer angemessenen Zeit das Gefühl bekommen, daß Ihre Wahl richtig war, so sollten Sie zu einem neuen Mittel übergehen – vielleicht sogar zu einem, das auf den ersten Blick nicht unbedingt Ihrer persönlichen Problematik zu entsprechen scheint. Hören Sie dabei auf Ihre Intuition, und lassen Sie sich nicht zu stark von festen Systemen einfangen.

Die Affirmationen

Für jede Bachblüte haben wir Ihnen eine Affirmation angeboten, die dazu geeignet ist, den entsprechenden Typus zu harmonisieren. Affirmationen sind krafterfüllte Gedanken, die ihren Ursprung in den Schulen des Positiven Denkens haben. Sie führen im Laufe der Zeit zu einer Veränderung eingefleischter, negativer Denkgewohnheiten, was für die Heilung von großer Bedeutung ist.

Die kurzen Sätze wirken über das Unterbewußtsein auf den menschlichen Geist ein. Erfahrungsgemäß ist für das Üben die Zeit kurz nach dem Aufwachen sowie die Zeit vor dem Einschlafen besonders geeignet. Es ist nämlich vorteilhaft, wenn Sie sich in einem möglichst entspannten Zustand befinden und Ihr Denken nicht zu stark von den alltäglichen Anforderungen und Problemen besetzt ist.

Das abendliche Üben hat noch den weiteren Vorteil, daß die kurz vor dem Einschlafen wiederholten Affirmationen über die ganze Nacht weiterwirken. So kann sich nicht nur der Schlaf vertiefen, sondern auch die Träume werden positiv beeinflußt.

Es ist ohne weiteres möglich, den Inhalt bestimmter Kraftgedanken in Ihr Unterbewußtsein „einzuprogrammieren", so wie man Daten in einem Computer abspeichert. Dazu müssen Sie allerdings einige Punkte beachten:

1. Die Wiederholung:
Wiederholen Sie Ihre Affirmation möglichst mindestens fünfmal.

2. Die Art des Sprechens:
Sprechen Sie die Sätze anfangs leise und vor allem mit einer ruhigen, etwas monotonen Stimme. Später genügt es dann, die Sätze nur zu denken, ohne sie laut auszusprechen. Achten Sie aber auch bei dieser „unhörbaren Variation" darauf, daß die Sätze langsam und ruhig innerlich „gesprochen" werden.

3. Strengen Sie sich nicht an:
Es genügt vollkommen, die Affirmationen einige Male zu wiederholen, sich dabei zu entspannen und den Atem frei fließen zu lassen. Strengen Sie nicht Ihren Willen an. Schließlich geht es nicht darum, daß Ihre Willenskraft trainiert wird, sondern daß Ihr Unterbewußtsein die Arbeit für Sie erledigt, was viel ökonomischer ist.

4. Haben Sie Geduld:
Die Sätze, die Sie in Ihr Bewußtsein einprogrammieren, sind wie Samen – sie brauchen ein wenig Zeit, um aufzugehen. Mit Geduld und Zuversicht wird der Erfolg sich aber zweifellos früher oder später einstellen. Geben Sie also nicht zu schnell auf.

Wie gesagt, wäre es am vorteilhaftesten, die Affirmationen entspannt im Bett auszuführen. Sie können die Sätze aber auch im Alltag anwenden, indem Sie sie immer wieder einmal zwischendurch wiederholen. Anfangs mag es Ihnen vielleicht etwas eigenartig vorkommen, Sätze wie etwa „Ich bin voller Vertrauen" zu wiederholen, obwohl sie Ihrem jetzigen Zustand gar nicht entsprechen. Das Unterbewußtsein wird aber dennoch unter allen Umständen versuchen, die ihm eingegebenen Formeln zu verwirklichen, wodurch Sie sehr bald die heilsamen Wirkungen der Affirmationen erfahren werden.

Ihr Unterbewußtsein ist ohnehin ständig Einflüssen ausgesetzt, sei es von Massenmedien, anderen Menschen oder neuen Erlebnissen. Warum sollte man also nicht einmal selbst die „Zügel in die Hand nehmen" und sich mit positiven Gedanken aufladen?

Die von uns aufgeführten Affirmationen verstehen sich übrigens lediglich als Vorschläge. Natürlich bleibt es letztlich Ihnen überlassen, neue Sätze für sich herauszufinden oder die aufgeführten Affirmationen ein wenig umzuformulieren.

Um die Gefahr des mechanischen und unkonzentrierten Wiederholens zu vermeiden, ist es ohnehin günstig, nicht allzu lange bei einer festen Formulierung zu bleiben. Achten Sie bei eigenen Affirmationen aber darauf, daß sie nicht zu lange sind. Formulieren Sie sie außerdem stets positiv. Wählen Sie also beispielsweise statt „Ich bin nicht mehr nervös" lieber „Ich bin voller Ruhe".

Die sieben Wege

In den inzwischen zahlreichen Publikationen zum Thema Bach-Blütentherapie wird leider selten erwähnt, daß Dr. Bach seine 38 Heilessenzen in sieben Hauptgruppen eingeteilt hat. Mit derselben verläßlichen Intuition, mit der Bach seine Heilblüten aufgespürt hat, hat er auch die Einteilung seelischer Grundprobleme in sieben Gruppen vorgenommen.

Für viele Menschen, die zum ersten Mal mit der Bach-Blütentherapie in Berührung kommen, ist es leichter, sich mit einer dieser „groben" Problemgruppen zu identifizieren, als die Essenz für ihr ganz spezielles Problem herauszufinden. Abgesehen davon ist es aber auch dann, wenn man „sein" Heilmittel gefunden hat, durchaus empfehlenswert, sich ein wenig mit den sieben Hauptgruppen zu beschäftigen, da sie ja die vorherrschenden Aspekte der Persönlichkeit behandeln.

Zur ersten Orientierung haben wir anschließend eine kleine Liste mit den entsprechenden Blüten aufgeführt, so daß Sie nachschauen können, zu welcher der sieben Hauptgruppen Sie gehören.

Jeder dieser Hauptgruppen haben wir einen Bewußtseins-Weg zugeordnet, der eng mit der jeweiligen Problematik zusammenhängt. Diese Wege stellen eine Möglichkeit dar, sich auf eine Seelenkraft einzustellen, die für den Ausgleich der entsprechenden Problematik notwendig ist. Bei diesem Weg geht es darum, jene Aspekte, die man in seinem Leben bisher vernachlässigt und ungenügend entwickelt hat, zum Vorschein zu bringen. Dadurch, daß man in seinem Alltag und in seiner Übung bestimmte Seelenkräfte entwickelt und kultiviert, wird wirkliche Heilung im Sinne einer Ganz- und Heil-Werdung erst möglich.

Das bisher Vernachlässigte ins Bewußtsein zu holen, darum geht es bei den sieben Wegen. Wir werden, was diese sieben Wege beziehungsweise Kräfte betrifft, nur wenig sagen. Letztlich können diese Energieformen, obwohl man sie natürlich mit Worten benennen muß, durch Worte nicht erfaßt werden. Mit ein wenig Intuition und Kreativität werden Sie selbst herausfinden, inwiefern Sie mit diesen Kräften arbeiten können und wie Sie sie in problematischen Situationen einsetzen können. Experimentieren Sie damit, und Sie werden selbst erleben, wie Sie durch Ihren „Weg" psychische Kräfte in sich zur Entfaltung bringen können . . .

1. Für alle, die Angst haben – Der Weg des Lichts

Aspen (Espe)
Cherry Plum (Kirschpflaume)
Mimulus (Gefleckte Gauklerblume)
Red Chestnut (Rote Kastanie)
Rock Rose (Gemeines Sonnenröschen)

Die Angst ist ein Hauptproblem des Menschen. Angst kennt viele Formen. Es gibt konkrete Ängste und Befürchtungen, aber auch unerklärliche Ängste, Angst um sich selbst oder Angst um andere. Angst hängt immer mit Dunkelheit zusammen.

Den Weg des Lichts zu gehen bedeutet, sich der dunklen Seiten seiner Seele bewußt zu werden und sie allmählich mit dem Licht des Bewußtseins zu durchstrahlen. Wo Licht ist, kann keine Angst sein.

Die Heilessenzen *Aspen, Cherry Plum, Mimulus, Red Chestnut* und *Rock Rose* tragen – jede unter Berücksichtigung bestimmter Aspekte – dazu bei, die Angst zu besiegen und das innere Licht erstrahlen zu lassen.

2. Für alle, die an Unsicherheit leiden – Der Weg der Ekstase

Cerato (Bleiwurz)
Gentian (Bitterer Enzian)
Gorse (Stechginster)
Hornbeam (Hainbuche)
Scleranthus (Einjähriger Knäuel)
Wild Oat (Wald-Trespe)

Unsicherheiten und Hemmungen können uns das Leben schwermachen. Wer ständig unsicher ist, wird allmählich die Fähigkeit verlieren, in rechter Weise auf die Anforderungen des täglichen Lebens zu reagieren. Wer unsicher ist, atmet flach, verspannt seine Muskulatur und bewegt sich nur noch innerhalb eingefahrener Mechanismen.

Der Weg der Ekstase bedeutet, sich fallenzulassen. Dazu muß man sich seinen tiefsten Gefühlen hingeben und versuchen, seinen Verstand wenigstens zeitweise auszuschalten, was Mut erfordert. Im Tanz, in der Musik, in Atem- und Körpertherapien, die Ekstase zulassen, liegen einige Möglichkeiten, sich vom Panzer der Unsicherheit zu befreien, was zur Lösung und schließlich zur Erlösung führt. Der Weg der Ekstase läßt unsere Energie wieder fließen und gibt uns eine Art von Selbstvertrauen, die aus der Tiefe kommt und die durch nichts zu erschüttern ist.

Die Heilmittel *Cerato, Gentian, Gorse, Hornbeam, Scleranthus* und *Wild Oat* werden Ihnen, je nach spezieller Problematik, eine große Hilfe sein, um Ihre Unsicherheit zu bewältigen.

3. Für alle, die ein ungenügendes Interesse an der Gegenwart haben — Der Weg der Bewußtheit

Chestnut Bud (Kastanienknospen)
Clematis (Gemeine Waldrebe)
Honeysuckle (Geißblatt)
Mustard (Ackersenf)
Olive (Olive)
White Chestnut (Roßkastanie)
Wild Rose (Heckenrose)

Ein Haupthindernis für die Entwicklung des Menschen besteht darin, daß er zumeist schläft. Dabei ist nicht etwa der nächtliche Schlaf gemeint. Viele Menschen leben vielmehr in Tagträumen, als daß sie die Gegenwart bewußt wahrnehmen würden. Oder sie stecken so sehr in Gedanken an die Vergangenheit und die Zukunft, daß sie die Heiligkeit des Augenblicks nicht im mindesten erahnen.

Den Weg der Bewußtheit zu gehen bedeutet, sich auf ein einzigartiges Abenteuer einzulassen. Das Abenteuer, jeden Moment seines Lebens bewußt und hellwach zu erleben und nicht in ablenkende Gedanken zu fliehen. Die meisten Meditationsschulen und insbesondere Za-Zen zielen darauf ab, die notwendige Wachheit zu entwickeln, die erst den Menschen wahrhaft zum Menschen macht und ihn von der dumpfen Ebene des Dahinvegetierenden erhebt.

Chestnut Bud, Clematis, Honeysuckle, Mustard, Olive, White Chestnut und *Wild Rose* sind hervorragende Heilmittel, die die verschiedensten Formen der Interesselosigkeit und Unachtsamkeit auflösen und die wache Bewußtheit fördern.

4. Für alle, die einsam sind – Der Weg des Friedens

Heather (Heidekraut)
Impatiens (Drüsentragendes Springkraut)
Water Violet (Sumpfwasserfeder)

Viele Menschen leiden sehr stark unter Einsamkeit. Der Mensch ist ein auf Kommunikation und Nähe angelegtes Wesen, das die Resonanz von außen benötigt. Manche Menschen werden vom Schicksal zum Alleinsein gezwungen, andere sind einsam, weil sie sich, bewußt oder unbewußt, von den anderen abgrenzen und Distanz wahren.

Das Gefühl, auch mitten in der Gesellschaft einsam zu sein, wird von vielen als besonders deprimierend erfahren. Tatsächlich nützt es dem Einsamen wenig, sich in Trubel und Gesellschaft zu stürzen, da er dadurch zwar kurzzeitige Ablenkung von seinem Einsamkeitsgefühl, jedoch keine wirkliche Lösung erfährt.

Der Weg des Friedens beinhaltet, sich auf den inneren Frieden einzulassen und damit aufzuhören, mit seinem Schicksal zu hadern. Die Kraft des Friedens bewirkt zweierlei: Zum einen wird demjenigen, der in den Frieden seiner Seele eintaucht, die Einsamkeit plötzlich verwandelt in Allein-Sein. Im tiefsten Sinne des Wortes geht es beim Alleinsein um ein Gefühl, in dem man mit ,,allem eins ist''. Während Einsamkeit erlitten wird, geht bewußtes Alleinsein mit Freude einher. Zweitens führt der Weg des Friedens dazu, daß man Frieden mit seinen Mitmenschen schließt und sie besser versteht lernt. Der Frieden mit sich selbst und der Frieden mit den anderen wird bewirken, daß aufgrund unumstößlicher Gesetze Energien ins Fließen kommen, die die Kommunikation wieder erwecken und die Einsamkeit beenden.

Heather, Impatiens und *Water Violet* sind die Heilessenzen, die den Frieden fördern und die Einsamkeit sprengen.

5. Für alle, die gegenüber Einflüssen und Ideen überempfindlich sind – Der Weg der Kreativität

Agrimony (Odermennig)
Centaury (Tausendgüldenkraut)
Holly (Stechpalme)
Walnut (Walnuß)

Der Mensch braucht, um sich in rechter Weise entwickeln zu können, ein gewisses Maß an Abgeschiedenheit und Abgrenzung. Um sich selbst treu zu sein, darf man nicht allzuviel auf die zahlreichen Meinungen geben, die tagtäglich an unsere Ohren dringen. Freilich sprechen wir hier nicht von der Beratung durch einen nahestehenden Freund, die natürlich durchaus als Geschenk anzunehmen ist. Vielmehr geht es darum, zu erkennen, wie notwendig es ist, sich von den vielen Einflüssen, fremden Ideen und Gedanken abzuschotten, die besonders den sensiblen, empfänglichen Menschen völlig von seinem eigenen Weg abbringen und ihn stark verunsichern und verwirren können.

Durch den Weg der Kreativität können wir wieder lernen, auf unsere eigene Intuition zu hören, unsere eigenen Ideen zu erfassen und auszudrücken. Indem wir kreative Dinge tun, können wir uns den nötigen Freiraum geben, Erfahrungen mit unseren ureigensten Bildern, Ideen und Vorstellungen zu machen. Dadurch entwickeln wir Vertrauen zu den Kräften, die ständig in uns sind und die uns auch führen werden, wenn wir uns auf sie verlassen, anstatt immer Hilfe und Stütze bei anderen zu suchen.

Die Heilessenzen *Agrimony, Centaury, Holly* und *Walnut* tragen dazu bei, die Kreativität zu entwickeln und uns vor Fremdeinflüssen zu schützen.

6. Für alle, die unter Mutlosigkeit und Verzweiflung leiden – Der Weg der Liebe

Crab Apple (Holzapfel)
Elm (Ulme)
Larch (Lärche)
Oak (Eiche)
Pine (Föhre)
Star of Bethlehem (Goldiger Milchstern)
Sweet Chestnut (Edelkastanie)
Willow (Weide)

Es gibt für jeden Menschen Momente, in denen er allen Mut verloren hat und vollkommen verzweifelt ist. Diese Erfahrung gehört notwendigerweise zum Leben, doch bei manchen Menschen überwiegen diese negativen Gefühle und bestimmen ihr Leben.

Es gibt unterschiedliche Gründe für Verzweiflung und viele verschiedene Arten davon. Daher hat Dr. Bach in dieser Gruppe auch die meisten Heilmittel aufgeführt.

Der Weg der Liebe beinhaltet, daß man sich gerade der Verzweiflung und der Mutlosigkeit zum Trotz auf seine innere Stärke konzentriert und eine höhere Stufe betritt. Die Macht der Liebe ist die größte Macht im Menschen. Durch Liebe kommt es zur großen Verwandlung, so daß Hoffnungslosigkeit und Verzweiflung nichts mehr vermag in Anbetracht der Würde und Kraft des Menschen, der sich der Liebe hingibt.

Diese Liebe kann sich in einer Liebe zum anderen Menschen oder gar zu allen Wesen manifestieren, sie kann sich aber auch als Liebe zu seinem tiefen Selbst oder zu Gott ausdrücken. Jede wahre Liebe wird uns aus der Verzweiflung und Mutlosigkeit herausführen, wobei wir diese Gefühle zwar weiterhin wahrnehmen werden, ohne daß sie uns aber wirklich gefährden können, da wir unter dem Schutz der Liebe stehen.

Crab Apple, Elm, Larch, Oak, Pine, Star of Bethlehem, Sweet Chestnut und *Willow* sind die Heilmittel, die, unter Berücksichtigung verschiedener Aspekte, Mutlosigkeit und Verzweiflung auflösen und die Energie der Liebe zum Fließen bringen.

7. Für alle, die um das Wohl anderer allzu besorgt sind – Der Weg der Stille

Beech (Buche)
Chicory (Zichorie)
Rock Water (Wasser aus Heilquellen)
Vervain (Eisenkraut)
Vine (Weinrebe)

Viele Menschen beschäftigen sich unnötigerweise damit, sich ständig um Dinge und Menschen zu sorgen, und stören damit ihr eigenes psychisches Befinden erheblich. Sich allzusehr um die anderen zu „kümmern", indem man sie kontrollieren will oder indem man ihnen seine eigenen Ideen aufoktroyiert, weil man das Gefühl hat, man selbst allein hätte die richtigen Erkenntnisse, ist letztlich ein liebloser Eingriff in die Individualität unserer Mitmenschen.

Wir gefährden nicht nur uns selbst, sondern auch den anderen, wenn wir uns ständig Sorgen um ihn machen. Jeder Mensch steht unter seinem eigenen Schutz, und wir sollten darauf vertrauen und diesen Schutz nicht durch das Ausstrahlen sorgenvoller Gedanken gefährden.

Wenn wir uns dafür entscheiden, den Weg der Stille zu gehen, so müssen wir das Vertrauen entwickeln, daß sich die Dinge auch ohne unser Zutun zum besten entwickeln werden. Ferner müssen wir ganz still werden. Still in unseren Gedanken und still in unseren Gefühlen. Dadurch erfahren wir eine Ruhe, die es uns ermöglicht, uns selbst und unsere Mitmenschen besser zu erkennen und zu akzeptieren, daß jeder Mensch seinen eigenen Weg gehen muß. Der Weg der Stille wird uns von Missionierungsdrang und fixen Ideen befreien und uns zeigen, wie wir den anderen Menschen und uns selbst wirklich annehmen können.

Beech, Chicory, Rock Water, Vervain und *Vine* sind die Bach-Blütenessenzen, die uns in die Stille unserer eigenen Psyche führen und uns von allen Sorgen und von Kummer befreien.

Verstärkende Wirkung durch Musik und Farben

Die Bach-Blütentherapie wird ihre Wirkung entfalten, gleichgültig, ob Sie bewußt an diesem Prozeß teilhaben wollen oder nicht. Allerdings wird die Wirkungsweise dieser Therapieform bei einem Menschen, der bereit ist, bewußt an seiner Entwicklung zu arbeiten, wesentlich schneller sichtbar sein, und die Erfolge werden zweifellos beeindruckender und tiefgehender sein.

Wenn man sich schon für eine Methode entscheidet, die ihre Stärke im feinen, subtilen Bereich hat, bietet sich eine Kombination dieser Methode mit anderen Methoden an, die ebenso ausdrücklich auf den seelischen Aspekt im Menschen abzielen.

Von daher ist es naheliegend, daß man versucht, die Bach-Blütentherapie durch Klänge und Farben zu verstärken. Ebenso wie durch die einzelnen Bach-Essenzen letztlich bestimmte Energieschwingungen vermittelt oder übertragen werden, können auch durch geeignete Musik und Farben entsprechende Energien auf den Menschen übergehen.

Die Macht des Klanges ist ebenso wie die Macht der Farben von alters her bekannt und wurde in allen Kulturen und Weisheitslehren kultiviert und genützt.

Gerade für jene, die nicht unmittelbar auf die Bach-Blütentherapie ansprechen, kann eine Verstärkung der Wirkungen durch Musik und Farben besonders wichtig sein. Obwohl jede Art von entspannender Musik und harmonischen Bildern sowie beruhigenden Farben die Seele in eine ausgeglichene Stimmung versetzt und sie somit auf die Essenzen vorbereitet, gibt es doch auch die Möglichkeit, speziell komponierte Musik und eigens angefertigte Bilder zu benützen. So ist beispielsweise die CD ,,Aurea – The Road to Paradise; Music and Meditations out of the Space of the Bach Flower Remedies", die im Integral Verlag erschienen ist, zu diesem Zwecke zu empfehlen. Auf dieser CD haben wir für die sieben Wege, die im vorangegangenen Kapitel beschrieben wurden, Kompositionen und Bilder zu einem ganzheitlichen Konzept zusammengestellt, wodurch Ihnen die Möglichkeit angeboten wird, noch tiefer in die Bach-Blütentherapie einzusteigen.

Auf diesem Gebiet bietet sich darüber hinaus ein weites Experimentierfeld. Beispielsweise könnten Sie ausprobieren, wie sich bestimmte Stücke von Johann Sebastian Bach in Verbindung mit dem von Ihnen gewählten Heilmittel auf Sie auswirken. Auch mit Bildern kann man experimentieren. Vielleicht wollen Sie sich in ein Bild mit christlichem Motiv versenken. Oder Sie fühlen sich eher zu einem russischen Märchenmotiv in einem Chagall-Bild hingezogen. Hier gibt es Tausende von Möglichkeiten, und Sie sollten sich dabei einfach von Ihrem Interesse leiten lassen. Wenn Sie sich zu einer bestimmten Meditationsform hingezogen fühlen, so wird diese sehr wahrscheinlich die geeignetste für Sie sein. Selbiges gilt für bestimmte Farben, Musik, Bilder und natürlich auch für die Bach-Blütenessenzen.

Je mehr Erfahrungen Sie auf diesem Gebiet, das für Sie noch so viel Neues beinhaltet, machen, desto deutlicher wird sich im Laufe der Zeit der Weg abzeichnen, der für Sie – und nur für Sie allein – der einzig richtige und gute ist.

6. Kapitel:
Der praktische Gebrauch der Blütenessenzen

Wann hilft die Blütentherapie?

Vor allem dient die Bach-Blütentherapie der Linderung seelischer Nöte und Fehlhaltungen. Sie eignet sich vorzüglich zur Selbstbehandlung bei akuten und chronischen emotionalen und mentalen Problemen. Immer wenn Sie sich seelisch belastet fühlen, bei Ängsten, Verlusten oder Streß, ist die Bach-Blütentherapie angezeigt.

Aber auch wenn Sie gesund sind, können Sie von der Bach-Blütentherapie profitieren. Einmal zur Vorbeugung: Durch die Bach-Blütenessenzen können Sie Ihren seelischen Zustand so weit harmonisieren, daß Krankheiten keine Chance mehr haben. Die Prävention wird bei uns noch viel zu stiefmütterlich behandelt. Das liegt wohl daran, daß ein Gesunder nicht genügend motiviert ist, an seiner momentan guten Gesundheit zu arbeiten. Versuchen Sie jedoch, sich daran zu erinnern, wie es war, als Sie das letzte Mal krank waren – sicherlich keine sehr angenehme Erinnerung; *Sie* haben es in der Hand, sie nicht wieder Wirklichkeit werden zu lassen!

Eng damit zusammen hängt eine weitere Möglichkeit, die die Bachblüten bieten: die seelische Weiterentwicklung und Selbstfindung. Wohl jeder von uns hat irgendwelche offenen oder verborgenen charakterlichen Schwächen. Bei der Arbeit an sich selbst sind die Bachblüten eine hervorragende Hilfe.

Bei ,,rein körperlichen'' Beschwerden – in Wirklichkeit gibt es keine Krankheit, an der nicht auch die Seele beteiligt ist – können Sie die Bach-Blütentherapie einsetzen, um die tieferen Ursachen der Krankheit zu bekämpfen und um die Heilung zu beschleunigen. Besonders chronische Leiden weisen oft darauf hin, daß eine seelische Fehlhaltung zugrunde liegt; deshalb sprechen gerade chronische Krankheiten mitunter erstaunlich gut auf die Bach-Blüten-

therapie an. Allerdings sollten Sie sich vor Beginn der Eigenbe-
handlung mit Ihrem Arzt und einem Bachblüten-Spezialisten ab-
sprechen.

Bei akuten Notfällen – seien sie körperlicher oder seelischer Natur –, bei einem Unfall oder einer mit großer Angst erwarteten
Prüfung, stellt die Bach-Blütentherapie ein unterstützendes Hilfsmittel bereit: die Notfalltropfen, eine Mischung aus fünf Bach-
Blütenessenzen. Näheres dazu konnten Sie bereits am Ende des Ka-
pitels ,,Die 38 Essenzen und ihre Bedeutung'' lesen.

Die Bach-Blütentherapie kann auch gefahrlos bei Kindern ange-
wendet werden; insbesondere bei Schulängsten, Eifersucht auf
kleine Geschwister oder bei Bettnässern. Doch denken Sie daran,
daß Ihr Kind vor allem Liebe benötigt – und die können auch die
Bachblüten nicht ersetzen.

Haustiere und Pflanzen sprechen ebenfalls oft gut auf eine Behandlung mit Bachblüten an. Bei der Wahl der geeigneten Essenz
müssen Sie dabei Ihrer Intuition vertrauen.

Denken Sie bitte daran, daß die Blütentherapie zwar eine wert-
volle Hilfe zur Selbstheilung und seelischen Entwicklung, jedoch
kein Wundermittel darstellt. Auch die Blütentherapie hat ihre
Grenzen.

Bei schweren Krankheiten, körperlicher oder seelischer Natur,
sollten Sie auf keinen Fall versuchen, ausschließlich mit der Blütentherapie zu behandeln. Die Schwere einer Krankheit ist durch
ihre Symptome definiert, und die Blütenessenzen sind nicht primär
dazu gedacht, Symptome zu behandeln.

Aber selbst bei schweren, chronischen und sogar anscheinend un-
heilbaren Krankheiten kann die Blütentherapie unterstützend eingesetzt werden und mitunter eine Wende im Krankheitsverlauf herbeiführen. In so einem Fall sollten Sie jedoch *unbedingt* einen er-
fahrenen Blütentherapeuten zu Rate ziehen.

Die Dosierung

In der Regel sollten Sie dreimal täglich fünf Tropfen Ihrer Essenz
oder Ihrer Mischung zwischen den Mahlzeiten einnehmen. Am besten ist es dabei, wenn Sie die Tropfen direkt auf die Zunge geben
und einige Sekunden im Mund behalten. Wenn Sie gerade in einer
seelischen Krise stecken, können Sie auch – maximal eine Woche

lang – die Tropfen stündlich einnehmen. Sollte sich dann noch nichts gebessert haben, sollten Sie einen Blütentherapeuten aufsuchen und um Rat fragen.

Die Reaktionen

Jeder Mensch reagiert anders auf die Blütentherapie, denn die Blütenessenzen wirken ja nicht rein mechanisch wie irgendeine Pille, die beispielsweise Kopfschmerzen unterdrücken soll, sondern auf unsere Seele. Jeder Mensch unterscheidet sich von allen anderen Menschen, jeder ist eine einzigartige Persönlichkeit.

Die meisten Menschen reagieren jedoch innerhalb kurzer Zeit sehr gut auf die Blütenessenzen. Dabei gibt es durchaus Schwankungen, die nicht vorhersagbar sind. Besonders sensitive Personen merken praktisch unmittelbar nach der Einnahme der Tropfen die heilsame Wirkung, während es bei anderen einige Tage dauert, bis eine Veränderung spürbar wird.

Ganz allgemein kann gelten, daß sich ein negativer Gefühlszustand um so schneller durch die Einnahme von Blütentropfen bessert, je akuter er ist. Bei chronischen Leiden und ganz besonders dann, wenn sich bereits körperliche Symptome aufgrund einer negativen seelischen Haltung manifestiert haben, bedarf es schon etwas mehr Geduld; die ersten heilsamen Wirkungen zeigen sich jedoch auch in solchen Fällen bereits nach der ersten Einnahme, wenn man nur aufmerksam genug ist. Bei körperlichen Symptomen, insbesondere chronischen, dauert es jedoch seine Zeit, bis sie sich vollständig aufgelöst haben.

Die ersten Reaktionen auf die Blütenessenzen können mitunter zunächst den Anschein erwecken, als würden die Symptome noch verstärkt werden.

Als erste Reaktion auf die Bachblütentherapie tritt nicht selten ein gesteigertes Ruhebedürfnis ein, das jedoch nach einigen Tagen einer gesteigerten Vitalität und Lebenskraft weicht.

Seltener sind Alpträume, Hitzewallungen oder sogar eine anfängliche Verschlimmerung des seelischen oder körperlichen Zustandes. Doch auch diese Phänomene halten nie länger als einige Tage an. Sie sind keine unerwünschten Nebenwirkungen, sondern Anzeichen dafür, daß in Ihrem Inneren etwas in Bewegung kommt. Nach meist zwei bis drei Tagen ergeht es Ihnen nach diesen Erstreaktionen wie in der Mehrzahl der Fälle: Sie werden sich glücklicher, ausgeglichener und energiegeladener fühlen.

Mitunter kann es auch vorkommen, daß nach Einnahme der Blütenessenzen überhaupt nichts zu geschehen scheint. Dafür gibt es mehrere Gründe. Zunächst einmal kann es sein, daß Sie einfach zu ungeduldig sind; erst nach drei bis vier Wochen können Sie davon ausgehen, daß wenn bisher nichts geschehen ist, sich wohl auch nicht mehr viel tun wird.

In solchen Fällen gibt es eigentlich nur zwei Möglichkeiten: Entweder Sie haben eine Blütenessenz oder eine Mischung genommen, die überhaupt nicht zu Ihnen paßt, oder Sie haben unbewußte Blockaden, die einer Veränderung im Wege stehen.

In solchen Fällen ist es ratsam, sich mit einem Blütentherapeuten zu beraten.

Probleme von A bis Z und die entsprechenden Bachblüten

In der folgenden Liste finden Sie einige Probleme, von denen das eine oder andere vielleicht auch auf Sie zutrifft. Wir empfehlen Ihnen, sich − bevor Sie die Liste durchgehen − zunächst einmal aufzuschreiben, was Sie besonders belastet und bedrückt. Nehmen Sie sich dann die Liste vor und notieren Sie sich, wenn Sie ein auf Sie zutreffendes Problem lesen, welche Blütenessenzen Ihnen helfen können. Wählen Sie daraus die drei häufigsten aus.

Wenn Sie zur Zeit gerade *ein* ganz besonderes Problem plagt, sollten Sie am besten nur die dafür passende Essenz nehmen.

Sollten Sie sich zur Zeit wohl fühlen, können Sie mit Hilfe der Bachblüten an Ihrer Persönlichkeit arbeiten. Achten Sie dabei auf Ihre eigenen Einstellungen, Ängste und Probleme und versuchen Sie, sich selbstkritisch zu betrachten.

In jedem Fall sollten Sie, wenn Sie sich für eine oder mehrere Blütenessenzen entschieden haben, im Kapitel ,,Die 38 Essenzen und ihre Bedeutung'' unter den entsprechenden Abschnitten nachlesen.

A

Aberglaube	Aspen, Crab Apple
Ärger über andere Menschen	Holly, Impatiens, Vine
Ärger über die Umstände	Impatiens, Oak

Ärger über sich selbst	Rock Water, Wild Oat
Aggressivität	Holly, Impatiens
Alpträume	Aspen, Vervain
Angepaßtheit	Walnut, Agrimony
Angst, unklare	Aspen
Angst um andere Menschen	Red Chestnut
Angst vor dem Alleinsein	Heather
Angst vor der Zukunft	Gorse, Cerato
Angst vor Dunkelheit	Mimulus, Aspen
Angst vor Krankheit	Crab Apple, Mimulus
Angst vor Verrücktwerden	Cherry Plum
Anspannung	Hornbeam, Impatiens
Antriebslosigkeit	Olive, Elm
Apathie	Wild Rose, Olive
Arroganz	Water Violet, Beech, Vine
Aufdringlichkeit	Heather, Beech
Aufregung	Impatiens, Oak
Auftreten, autoritäres	Beech, Vine, Vervain
Autoritätshörigkeit	Agrimony, Cerato, Walnut

B

Bedürfnis nach Aufmerksamkeit	Heather, Cerato
Bedürfnis nach Gesellschaft	Heather
Bedürfnis nach Harmonie	Beech, Vervain, Agrimony
Bedürfnis nach Liebe	Beech, Heather, Centaury
Beeinflußbarkeit	Walnut, Centaury
Begehren	Holly, Wild Oat
Beklemmung	Aspen, Mustard
Beleidigtsein	Larch, Cerato
Besitzergreifen	Vervain, Oak
Boshaftigkeit	Holly

D

Denkstörungen	White Chestnut, Beech
Depressionen	Elm, Mustard
Destruktivität	Holly, Impatiens
Disharmonie	Willow, Gentian
Distanz zu anderen Menschen	Water Violet
Distanziertheit	Water Violet
Dominanz	Vine, Rock Water
Drogenmißbrauch	Agrimony, Oak
Duckmäusertum	Beech, Cerato, Walnut

E

Egoismus	Chicory, Holly, Heather
Ehrgeiz	Wild Oat, Vervain, Rock Water
Eifersucht	Holly
Eigensinn	Vervain, Vine, Beech
Einfallslosigkeit	Cerato, Chestnut Bud
Einfältigkeit	Chestnut Bud
Eingebildetsein	Beech, Vine, Vervain
Einsamkeitsgefühle	Heather, Mustard
Einsilbigkeit	Water Violet, Impatiens
Ekel	Crab Apple
Elitäres Denken	Beech, Vervain, Vine
Empfindlichkeit	Olive, Walnut
Empfindungsarmut	Willow, Water Violet, Holly
Engstirnigkeit	Vine, Vervain
Entmutigung	Gentian, Elm
Entscheidungsschwäche	Scleranthus, Wild Oat
Enttäuschung	Willow, Beech, White Chestnut
Entwurzelung	Sweet Chestnut, Elm
Entzugserscheinungen	Agrimony, Sweet Chestnut, Elm
Erniedrigung	Centaury, Heather
Erregung	Wild Oat, Impatiens
Erschöpfung	Olive, Hornbeam

F

Fanatismus	Vervain, Rock Water
Faulheit	Larch, White Chestnut
Feindseligkeit	Holly
Fernweh	Clematis, Oak
Festhalten	Honeysuckle, Chicory
Fixe Ideen	Vervain
Flüchten aus der Realität	Clematis, Agrimony
Fremdenhaß	Holly, Aspen, Crab Apple
Freudlosigkeit	Wild Rose
Frömmelei	Beech, Vine
Frustration	Impatiens, Wild Oat
Furcht vor Alltäglichem	Mimulus

G

Gedanken, irrationale	Crab Apple
Gedankenflucht	White Chestnut
Gedankenlosigkeit	Heather, Beech
Gefügigkeit	Walnut, Centaury, Cerato
Gefühlsarmut	Willow, White Chestnut

Gehäßigkeit	Holly
Gehemmtheit	Cerato, Aspen, Rock Water
Geistesabwesenheit	Clematis, White Chestnut
Geiz	Holly, Wild Oat
Geltungssucht	Vine, Heather
Gereiztheit	Impatiens, Vine, Oak
Geschwätzigkeit	Chicory, Vine, Heather
Gesundheitssorgen	Crab Apple, Mimulus
Gewaltsamkeit	Holly, Vine
Gewinnsucht	Wild Oat, Oak, Beech
Gewöhnung	Chestnut Bud, Honeysuckle
Gier	Holly
Glaubenskrisen	Wild Rose, Mustard, Gentian
Gleichgültigkeit	Wild Rose, Gorse
Gönnerhaftigkeit	Vine, Water Violet, Beech
Grausamkeit	Holly, Vervain
Gutgläubigkeit	Chestnut Bud, Beech

H

Habsucht	Holly, Wild Oat, Oak
Haltlosigkeit	Vervain, Impatiens, Wild Oat
Härte	Vervain, Vine, Rock Water
Haß	Holly
Heimweh	Honeysuckle, Red Chestnut
Hemmungen	Rock Water, Cerato, Aspen
Hemmungslosigkeit	Wild Oat, Vine, Heather
Herrschsucht	Vine, Chicory
Heuchelei	Beech, Walnut, Vervain
Hilflosigkeit	Scleranthus, Cerato, Larch
Hingabe, übermäßige	Centaury
Hochmut	Vine, Beech
Hoffnungslosigkeit	Gorse, Sweet Chestnut, Mustard
Humorlosigkeit	Water Violet, Rock Water
Hysterie	White Chestnut, Rock Rose

I

Ichbezogenheit	Beech, Holly, White Chestnut
Innere Zerrissenheit	Scleranthus, Gentian
Inkonsequenz	Chestnut Bud, Scleranthus
Intellektualismus	Vine, Beech, Chicory
Intoleranz	Vine, Vervain, Beech
Ironie	White Chestnut, Willow
Isolation	Water Violet, Heather

J

Ja-Sagen	Agrimony, Walnut
Jenseitsgewandtheit	Clematis
Jähzorn	Holly, Impatiens
Jugendlichkeitswahn	Crab Apple, Beech

K

Kälte	White Chestnut
Kleinmut	Cerato, Larch, Scleranthus
Kompromißlosigkeit	Vine, Rock Water, Beech
Konfliktscheu	Agrimony, Centaury
Konsumdenken	Walnut, Heather, Oak
Kontaktschwierigkeiten	Water Violet
Konzentrationsschwäche	White Chestnut
Kraftlosigkeit	Olive
Kriecherei	Larch, Cerato, Walnut
Kritikangst	Pine, Larch, Cerato
Kritiklosigkeit	Walnut, Beech
Kritiksucht	Vine, Chicory, Beech
Kummer	Honeysuckle

L

Labilität	Scleranthus, Pine, Wild Oat
Lampenfieber	Mimulus, Larch
Langeweile	Olive, Heather
Launenhaftigkeit	Holly, Scleranthus
Leichtsinnigkeit	Impatiens, Chestnut Bud
Leistungsdenken	Wild Oat, Rock Water
Leistungsschwäche	White Chestnut, Chestnut Bud
Lernschwäche	Chestnut Bud
Lethargie	Larch, Clematis
Liebesunfähigkeit	Holly, Willow
Lüsternheit	Heather, Vervain

M

Machthunger	Vine, Vervain, Chicory
Mangel an Diplomatie	Impatiens, Rock Water
Mangel an Harmonie	Beech, Agrimony
Mangel an Lebensfreude	Wild Rose, Elm, Mustard
Mangel an Lernfähigkeit	Chestnut Bud
Mangel an Natürlichkeit	Water Violet, Rock Water
Mangel an Selbstwertgefühl	Larch
Mangel an Vertrauen	Holly, Gentian

Manipulierbarkeit	Walnut, Agrimony, Centaury
Masochismus	Centaury, Vervain, Pine
Materialismus	Chicory, Holly, Beech
Melancholie	Elm, Wild Rose, Mustard
Minderwertigkeitsgefühle	Larch, Cerato
Misanthropie	Willow, Holly
Missionierungsdrang	Vine
Mißgunst	Holly
Mißmut	Willow, Impatiens
Mißtrauen	Gentian, Holly, Cerato
Moralisieren	Vine, Vervain
Müdigkeit	Olive, Hornbeam, Wild Rose
Mutlosigkeit	Elm, Gentian, Larch

N

Nachgiebigkeit	Centaury
Nachlässigkeit	Scleranthus, Centaury
Nachtragendsein	Honeysuckle, Holly
Negatives Denken	Holly, Gentian
Neid	Holly
Nervosität	Mimulus, Impatiens
Neugierde	Heather, White Chestnut
Nicht-vergessen-Können	Honeysuckle, Chestnut Bud
Niedergeschlagenheit	Elm, Wild Rose, Mustard
Nihilismus	Willow, Sweet Chestnut
Nutzlosigkeitsgefühl	Wild Rose, Larch, Cerato

O

Oberflächlichkeit	Heather, White Chestnut
Obrigkeitsdenken	Beech, Larch, Walnut
Obsessionen	Vervain
Öffentlichkeitsscheu	Water Violet
Ohnmachtsgefühle	Gorse, Mustard, Chicory
Opportunismus	Holly, Agrimony
Ordnungswahn	Vervain, Chicory
Orientierungslosigkeit	Wild Oat, Scleranthus

P

Panik	Rock Rose
Pedanterie	Crab Apple, Vervain
Perfektionismus	Rock Water, Centaury
Pessimismus	Gentian
Phantasielosigkeit	Chestnut Bud, White Chestnut

Prahlerei	Heather, Beech
Protesthaltung	Vine, Vervain
Prüderie	Vervain, Rock Water, Mimulus
Putzwahn	Vervain, Chicory

R

Rachsucht	Holly, Honeysuckle
Raffgier	Holly, Wild Oat, Oak
Rechthaberei	Vine, Beech
Redseligkeit	Heather, White Chestnut
Reizbarkeit	Holly, Impatiens, Beech
Reserviertheit	Water Violet
Resignation	Wild Rose, Gorse
Ruhelosigkeit	Impatiens, Agrimony
Ruhmsucht	Rock Water, Vine

S

Scheinheiligkeit	Beech, Vine
Schicksalsschläge	Star of Bethlehem, Rock Rose
Schlafprobleme	White Chestnut, Pine
Schmerzempfindlichkeit	Agrimony, Mimulus
Schmerzen	Agrimony
Schock	Star of Bethlehem
Schreckhaftigkeit	Aspen, Mimulus
Schüchternheit	Mimulus
Schuldgefühle	Pine
Schwächezustände	Olive, Hornbeam, Elm
Schwarzseherei	Gentian, Holly
Schwermut	Gentian, Gorse, Elm
Schwunglosigkeit	Gentian, Olive, Wild Rose
Selbstmitleid	Chicory
Selbstmordgedanken	Sweet Chestnut, Clematis, Elm
Selbsttäuschung	Beech
Selbstvorwürfe	Pine
Sensationsgier	Holly, Heather, Clematis
Servilität	Walnut, Larch, Chicory
Sexualitätsprobleme	Wild Oat, Vervain, Cerato
Sicherheitsdenken	Mimulus, Chestnut Bud
Skeptizismus	Gentian, Vine, Holly
Sorgen um andere	Chicory
Spannungen	Mimulus, Impatiens
Spitzfindigkeit	Gentian, Holly
Sprunghaftigkeit	Scleranthus

Starrheit	Cerato, Honeysuckle, Vervain
Stolz	Water Violet
Streitsucht	Vine, Impatiens
Strenge	Rock Water, Vine, Vervain
Streßgefühle	Hornbeam
Suchtprobleme	Agrimony, Sweet Chestnut

T

Tagträumerei	Clematis
Taktlosigkeit	Beech, Impatiens
Teilnahmslosigkeit	Wild Rose, Water Violet
Temperament, aufbrausendes	Holly, Impatiens
Todesangst	Sweet Chestnut, Rock Rose
Tollkühnheit	Beech, Chestnut Bud, Vervain
Trägheit	Hornbeam, Olive
Trauer	Star of Bethlehem, Elm
Trennungsängste	Heather, Mimulus, Vervain
Trennungsschmerzen	Heather, Agrimony, Vervain
Trotz	Holly, Beech
Trunksucht	Agrimony, Walnut

U

Überempfindlichkeit	Agrimony, Larch
Überheblichkeit	Beech, Wild Oat
Überlastung	Olive, Larch, Hornbeam
Übermüdung	Olive, Hornbeam
Übermut	Beech, Wild Oat
Umständlichkeit	Scleranthus, Chicory
Unaufmerksamkeit	White Chestnut, Clematis
Unausgeglichenheit	Clematis, Scleranthus
Unbeeinflußbarkeit	Water Violet, Chestnut Bud
Unbeherrschtheit	Cherry Plum, Impatiens
Unbeständigkeit	Clematis, Wild Oat
Undankbarkeit	Holly, Oak
Unentschlossenheit	Scleranthus, Wild Oat
Unfreundlichkeit	Holly, Impatiens
Ungeduld	Impatiens
Unnahbarkeit	Water Violet
Unordentlichkeit	White Chestnut
Unruhe	Scleranthus, Impatiens
Unsicherheit	Cerato, Larch, Mimulus
Unstetigkeit	White Chestnut, Walnut
Unterlegenheitsgefühl	Cerato, Larch

Unterwürfigkeit	Larch, Centaury, Walnut
Unzufriedenheit	Oak
Unzuverlässigkeit	Scleranthus, Mimulus
Utopismus	Clematis, Beech

V

Verantwortungslosigkeit	Vervain, Cherry Plum
Verbitterung	Willow
Vergeßlichkeit	Chestnut Bud
Verlegenheit	Mimulus
Verletzlichkeit	Chicory, Walnut
Verlorenheit	Sweet Chestnut, Mustard
Verlustängste	Chicory, Mimulus
Versagensangst	Larch, Hornbeam, Mimulus
Verschlossenheit	Water Violet
Verspannungen	Vervain, Rock Water, Impatiens
Versuchungen	Walnut, Agrimony
Verunsicherung	Gentian, Cerato
Verzweiflung	Sweet Chestnut

W

Wahnvorstellungen	Cherry Plum, Walnut, Vervain
Wahrnehmungsmangel	White Chestnut, Beech
Wankelmut	Clematis, Wild Oat, Scleranthus
Waschzwang	Vervain, Crab Apple
Wehleidigkeit	Mimulus, Chicory
Weichherzigkeit	Agrimony, Red Chestnut
Weinerlichkeit	Mimulus, Honeysuckle, Chicory
Weltabgewandtheit	Water Violet, Clematis
Willensschwäche	Wild Oat, Scleranthus
Wut	Holly, Impatiens

Z

Zerrissenheit	Pine, Scleranthus, Gentian
Zerstreutheit	White Chestnut
Ziellosigkeit	Wild Rose, Scleranthus, Gentian
Zögern	Wild Oat, Larch, Gentian
Zorn	Holly
Zukunftsangst	Gorse, Cerato
Zurückgezogenheit	Water Violet
Zwangsgedanken	Vervain, Cherry Plum
Zweifel	Gentian

Krankheiten, bei denen eine Bach-Blütentherapie gut anschlägt

Wir haben ja schon des öfteren darauf hingewiesen, daß die Blütentherapie eigentlich nicht der Bekämpfung von Symptomen dient. Wenn wir hier nun doch körperliche Beschwerden aufführen, so ist das nicht so inkonsequent, wie es vielleicht zunächst scheint. Es ist ein Erfahrungswert, daß bestimmte Symptome mit bestimmten seelischen Haltungen zusammenhängen.

Die seelischen Haltungen lassen sich mit Hilfe der Bachblüten leichter verändern, und auf diesem Umweg wiederum können wir auch manche Symptome angehen. Denken Sie jedoch daran, daß es letztendlich um die *seelische* Problematik geht.

Akne	Clematis, Hornbeam, Heather
Allergien	Walnut, Aspen, Hornbeam
Arthritis	Agrimony, Olive, Holly
Asthma	Beech, Walnut, Rock Rose
Blutdruck, niedriger	Olive, Hornbeam, Larch
Bluthochdruck	Holly, Impatiens, Rock Water
Bronchitis	Beech, Walnut, Holly
Erkältungen	Hornbeam, Olive, Crab Apple
Fettsucht	Vervain, Heather, Agrimony
Gastritis	Rock Water, Impatiens, Willow
Gicht	Willow, Hornbeam, Chicory
Hämorrhoiden	Wild Oat, Rock Water, Chicory
Herpes	Agrimony, Aspen
Impotenz	Aspen, Walnut, Vervain
Kopfschmerzen	Agrimony, Hornbeam, Wild Oat
Magengeschwür	Rock Water, Impatiens, Oak
Menstruationsbeschwerden	Agrimony, Mimulus, Crab Apple
Migräne	Agrimony, Vervain, Rock Rose
Ohnmachtsanfälle	Cerato, Star of Bethlehem, Aspen
Prostatabeschwerden	Aspen, Agrimony, Vervain
Rheuma	Agrimony, Olive, Rock Water
Schluckauf	Vervain, Wild Oat, Impatiens
Schilddrüsenkrankheiten	Impatiens, Hornbeam, Mimulus
Ticks	Vervain, Walnut, Centaury
Zahnschmerzen	Agrimony, Rock Water, Gentian

7. Kapitel:
Die Symbolik der Krankheitsbilder

Sinn und Unsinn der Krankheitssymbolik

Dr. Edward Bach wies in seinem Buch „Heal Thyself" darauf hin, daß alle Krankheiten, nicht nur die sogenannten psychischen und psychosomatischen, eine Wurzel in unserer Seele, unseren Gedanken und Gefühlen haben. In den letzten Jahren ist aufgrund der Verbreitung dieser Erkenntnis das Prinzip der Krankheitssymbolik viel diskutiert worden.

Während die konservative Medizin diesen Gedanken immer noch kopfschüttelnd ablehnt, ist er für viele Vertreter und Anhänger alternativer Heilweisen der Stein der Weisen. Es ist natürlich verständlich, daß eine so einfache Methode, die Wurzeln sämtlicher Gesundheitsprobleme zu erkennen, großen Anklang findet. Wer hat nicht gerne einen Rat für Freunde und Bekannte bereit, wenn ihnen etwas fehlt.

Bricht ein Freund sich das Bein, rät man ihm zu lernen, auf seinen eigenen Füßen zu stehen. Bricht er sich das Genick, war er halsstarrig. Hat er einen Gehirntumor, ist an seiner Art zu denken etwas falsch. Ist er blind, so will er die Dinge nicht so sehen, wie sie sind. Diese Beispiele sind leider keine Erfindungen, sondern tauchen tatsächlich so in Büchern auf! Aber, wie gesagt, der Mensch ist nicht so mechanisch – Gott sei Dank!

Wenn man ein wenig nachdenkt und nachfühlt, wird man einsehen, daß Seele, Geist und Körper des Menschen nicht so simpel funktionieren wie eine Maschine. Unsere Probleme und Sorgen, Krankheiten und Beschwerden wären wohl schnell zu lösen, wenn es lediglich eines Sprichwortlexikons bedürfte, um die grundlegenden Ursachen aller Leiden zu erkennen.

Möglicherweise haben wir jetzt bei Ihnen den Eindruck erweckt, wir hielten das ganze Prinzip der Krankheitssymbolik für verkehrt und absurd. Keineswegs. Dr. Bach und wir mit ihm sind lediglich davon überzeugt, daß die gesamte Natur − und auch Körper, Seele und Geist des Menschen − nicht mechanisch und einfach sind, sondern sehr komplex und multidimensional, also nicht vorhersagbar und immer wieder im wahrsten Sinne des Wortes wunderbar. Und wir sind der Überzeugung, daß jeder Mensch einmalig und ein Individuum ist. Daher muß auch die Interpretation einer Krankheit jedesmal individuell erfolgen.

Die individuelle Interpretation

Um die tiefere Bedeutung einer Krankheit erkennen zu können und somit die Krankheit richtig zu deuten, müssen die Lebensumstände und Veranlagungen des Betroffenen mit in Betracht gezogen werden. Denn die Begleitumstände und Einstellungen gehören zum Menschen, sind ein Teil seiner Einmaligkeit.

Betrachten wir einmal als Beispiel Magenprobleme. Prinzipiell ist der Magen ein Organ der Körpermitte, unserem physischen wie auch geistigen Zentrum. Schwierigkeiten in diesem Bereich zeigen oft an, daß Probleme noch ,,unverdaut'' geblieben sind, weil wir uns nicht in unserer Mitte befinden. Es fällt schwer, Neues aufzunehmen − auch deshalb, weil zuviel Neues auf einen einströmt; deshalb haben Menschen, die unter ständigem Streß stehen, auch oft Probleme mit ihrem Magen. Wie der Magen auch mit Annehmen und Weitergeben zu tun hat, so weisen Schwierigkeiten mit dem Magen nicht selten auf die emotionelle Schwierigkeit hin, Gefühle anzunehmen und zu zeigen.

Das sind nun in kurzen Worten einige wichtige Prinzipien, die im allgemeinen mit Problemen am Magen verbunden sind. Bevor jedoch Rückschlüsse auf die psychologischen Ursachen gezogen werden, müssen doch noch einige Fragen geklärt werden.

Nicht selten sind vordergründige Magenprobleme lediglich sekundäre Folgen eines ganz anderen Problems, beispielsweise häufiger Kopfschmerzen, die mit viel Aspirin unterdrückt werden. Aspirin ist nun eine Säure, Acetylsalicylsäure; selbstverständlich greift eine starke Säure die Magenschleimhaut an, was verständlicherweise zu Magenschmerzen und anderen Magenproblemen führt, auch wenn der Betroffene keinerlei Schwierigkeiten dabei hat, Gefühle zu zeigen oder anzunehmen. Eine Interpretation dieser Magenschmerzen, die sich auf die obengenannten Prinzipien beruft, wäre daher völlig verfehlt und geht am Kern des Problems vorbei, da es sich ja eigentlich um ein „Kopfproblem" handelt.

Es ist also wichtig, sich mit dem Problem des Kranken wirklich auseinanderzusetzen. Die Stichworte „verdauen" und „aufnehmen" geben zwar Anhaltspunkte, aber man sollte sich doch davor hüten, ohne weitere Informationen zu oberflächlichen Interpretationen fortzuschreiten. Damit würde man den gleichen Fehler begehen, der der Schulmedizin so oft vorgeworfen wird: den Menschen nicht als Individuum zu behandeln, sondern immer dieselben mechanischen Verfahren abzuspulen, ohne wirklich auf den Betroffenen einzugehen.

Die Bedeutung für die Bach-Blütentherapie

Fassen wir noch einmal zusammen: Die Bach-Blütentherapie ist letztendlich keine rein materielle, sondern ebenso eine energetische Methode und will nicht lediglich Symptome bekämpfen, sondern zugrundeliegende Ursachen behandeln und schließlich harmonisch von innen her auflösen. Um diese tieferen Ursachen aufzudecken, ist eine richtige Interpretation des Krankheitsbildes ein wichtiges Hilfsmittel.

Mit einer richtigen Interpretation der Symptome wird es möglich, die für die jeweilige Krankheit bedeutsamen Schwachstellen in der Persönlichkeit aufzudecken, die mit den Ursachen der aufgetretenen Probleme zusammenhängen.

Interpretationshilfen

Die im Folgenden aufgeführten Interpretationsmöglichkeiten sind selbstverständlich nur als Hilfe zu verstehen. Die hier gegebenen Hinweise als Patentrezepte zu verstehen, wäre grundverkehrt; es geht ja um die individuelle Interpretation, die natürlich nicht im voraus, sondern nur aufgrund guter Kenntnis des Betroffenen und seiner spezifischen Situation erfolgen kann.

Deshalb wollen wir bezüglich der einzelnen Krankheiten auch nicht zu detailliert vorgehen, sondern uns auf größere Bereiche beschränken. Dabei werden wir statt Antworten vor allem Fragen vorstellen – Fragen, die zum Kern des Problems führen können.

Eine große Hilfe und erste Orientierung bei der Interpretation einer Krankheit ist die kritische Frage an sich selbst, was einen bewegt. Etwas objektiver sind aber zunächst einmal die folgenden Fragen, die man sich stellen sollte:

● Zu welchen Verhaltensänderungen zwingt das jeweilige Symptom?
● Inwieweit führt das beobachtete Symptom zu Einschränkungen?
● Unter welchen Begleitumständen trat das Symptom erstmals auf?

1. Infektionskrankheiten

Eine Infektion zeigt an, daß die Krankheitserreger die körpereigene Abwehr überwunden haben. Das gelingt ihnen jedoch nur, wenn das Immunsystem schon geschwächt ist. Dies geschieht dann, wenn ihm zu viel zugemutet wird.

Dabei kann es sich zunächst einmal auch um körperliche Überlastungen handeln; es stellt sich dann also die Frage, ob der Betroffene mit seinem Körper achtsam genug umgeht. Vernachlässigt er seinen Körper? Lebt er ,,im Kopf"? Oder überschätzt er sich und meint, mehr leisten zu können, als er es wirklich kann? Hat er ein falsches Selbstbild? In all diesen Fällen handelt es sich um Probleme mit dem Bewußtsein.

Meist zeigen Infektionskrankheiten aber seelische Konflikte an, die im Unterbewußtsein miteinander kämpfen. Der Konflikt zieht die unterbewußte Aufmerksamkeit vom Körper ab; die Abwehr wird geschwächt und die Krankheitserreger können vordringen. Die entsprechenden Fragen lauten: Worauf wird die Abwehr gerichtet, was versucht der Kranke zu verdrängen?

Eine Infektionskrankheit führt dazu, daß die körperlichen Aktivitäten eingeschränkt werden müssen. Das bedeutet also einen Hinweis darauf, daß die Aufmerksamkeit mehr nach innen gerichtet werden sollte.

2. Allergien

Bei einer Allergie reagiert der Körper überempfindlich auf bestimmte Substanzen. Hier ist es nun sehr wichtig zu erfahren, ob die Substanz und die Situation, auf die so heftig mit Abwehr reagiert wird, vom Betroffenen bewußt oder unbewußt abgelehnt wird, oder ob ihm sein Körper einen Hinweis auf bestimmte falsche Verhaltensweisen geben will.

Ein Beispiel für den ersten Fall sind die meisten Allergien gegen Tiere und Allergien, die vorwiegend in Gesellschaft von anderen Menschen auftreten. Dagegen weisen Pollenallergien meist darauf hin, daß man zu sehr nach außen gewandt lebt und eine Phase der Besinnung einlegen sollte; auch mit den meisten Allergien gegen chemische Medikamente verhält es sich ähnlich; aber es kann auch ein unbewußter Konflikt mit dem verordnenden Arzt bestehen.

Es stellt sich also zunächst einmal die Frage, ob der Betroffene mit der Allergie einem Problem, einem Konflikt oder einer Entscheidung ausweichen kann. Erlebt er die Folge der Allergie nach dem Abklingen der Symptome als positiv oder negativ? Reagiert er auch dann allergisch, wenn niemand außer ihm es bemerkt? Sind die Symptome vor allem äußerlich auffällig oder mehr nach innen gerichtet?

Eine Allergie ist immer ein Kampf, ein Anzeichen für hervorbrechende Aggressionen. Sind die Aggressionen nun nach außen, gegen bestimmte Situationen oder Menschen gerichtet, weist die Allergie auf ein ungelöstes Problem im Gefühlsbereich, also auf emotionale Schwierigkeiten hin. Dem Betroffenen fällt es schwer, seine wahren Gefühle auszudrücken, und so tut es sein Körper für ihn. Wenn die Aggressionen sich nach innen richten, ist dies meist ein Hinweis auf falsche Denkweisen, also eher mentale Probleme.

3. Erkrankungen am Verdauungsapparat

Bei Beschwerden an Magen, Darm, Leber, Nieren oder Bauchspeicheldrüse besteht eine Schwierigkeit bei der Aufnahme oder Annahme der Nahrung, die wiederum meist ein Symbol für Liebe darstellt. Verdauungsbeschwerden zeigen also in den meisten Fällen einen − subjektiven oder objektiven − Mangel an Liebe und Zuwendung an. Es stellt sich jedoch die Frage, ob es sich dabei um ein vorhandenes unerfülltes Liebesbedürfnis handelt, um die Ablehnung von liebevollen Gefühlen, die einem entgegengebracht werden, oder aber um einen Mangel an Liebe zu sich selbst.

Relevante Fragen könnten lauten: Sehnt sich der Betroffene nach mehr Liebe? Glaubt er, ohne Liebe leben zu können? Oder achtet er nicht auf sich und andere, weil er zu sehr im Streß ist?

Schmerzen nach der Nahrungsaufnahme deuten auf einen starken Wunsch nach mehr Liebe von außen hin, der bisher unerfüllt geblieben ist. Es stellt sich die Frage, weshalb der Betroffene nicht die Zuwendung erhält, die er sich wünscht. Kann er seine Bedürfnisse nicht ausdrücken? Zeigt er selbst anderen gegenüber Liebe?

Erbrechen, Übelkeit und Appetitlosigkeit weisen auf eine Abwehrhaltung hin. Es fällt schwer, Liebe und Nahrung anzunehmen. Im Hintergrund steht oft ein starkes Mißtrauen oder die Angst, enttäuscht zu werden. Diese Ängste werden in den meisten Fällen rationalisiert; der Kopf steht vor den echten Gefühlen. Man muß sich fragen: Woher kommen die Ängste? Weshalb werden diese Rationalisierungen gewählt?

Geschwüre, insbesondere Magengeschwüre, Entzündungen, beispielsweise Gastritis, Sodbrennen oder Gallensteine zeigen, daß unterdrückte Aggression besteht, die sich auch nach innen wendet. Man gibt sich selbst nicht die Liebe, die wichtig ist, um auch von anderen geliebt zu werden. Menschen, die sich zu stark beruflichem Streß aussetzen, leiden daher oft unter diesen Problemen. Was liegt der Unruhe und Hektik zugrunde? Weshalb will der Betroffene nicht nach innen sehen? Hält er sich – unterbewußt – nicht für liebenswert?

Gerade bei Beschwerden mit der Verdauung sollte man auch daran denken, daß diese auch sekundärer Natur sein können. Um dies abzuklären, kann man unter anderem die folgenden Fragen stellen:

- Werden Medikamente eingenommen, die ein anderes Zielorgan als die Verdauungsorgane haben, sich aber dort mit Nebenwirkungen bemerkbar machen? (Beispiel: Aspirin gegen Kopfschmerzen kann Magenprobleme verursachen.)
- Stimmt die Ernährungsweise? Will der Körper vielleicht nur sagen, daß ihm zuviel zugemutet wird?
- Wie sieht es mit dem Alkoholkonsum aus? Wenn die durch Alkohol vergiftete Leber zu Verdauungsproblemen führt, kann man nicht die Verdauungssymbolik anwenden; die eigentlichen Probleme liegen ja an ganz anderer Stelle.

4. Erkrankungen des Bewegungsapparates

Die Körperhaltung ist ein guter Indikator für die emotionale Grundstimmung. Hier ist die Symbolik besonders klar. Die äußere Haltung weist deutlich auf die innere Haltung hin.

Ein Mensch, der gebeugt und zusammengezogen geht, zeigt durch seine Haltung meist an, daß er sich in sich selbst zurückzieht, daß ihn das Schicksal gebeugt hat. Vor wem oder was beugt er sich? Setzt er sich dem Druck und der Belastung freiwillig – vielleicht als eine Art Selbstbestrafung – aus? Oder weiß er nicht, wie er dem Druck ausweichen kann?

Versteifungen und geringe Flexibilität sowie schiefe Körperhaltung weisen auf ähnliche Zustände der Gefühle und Gedanken hin. Ist der Betreffende so unbeugsam, weil er Angst hat, seinen Glauben zu verlieren? Oder ist seine Wahrnehmung so gestört, daß er die Vielfalt der Dinge nicht erkennt?

Es stellt sich natürlich auch hier die Frage, was die Krankheit bewirkt. Ist die Verkrümmung auffällig – erfährt der Betroffene mehr Beachtung? Oder behindert die Erkrankung die Beweglichkeit und führt dazu, sich nicht unangenehmen Situationen stellen zu müssen?

5. Hautprobleme

Die Haut ist die materielle Grenze der Persönlichkeit, das Äußerliche. Krankheiten, die sich auf der Haut zeigen, sind oft der Ausdruck eines Hilferufes an seine Mitmenschen. Das kann der Wunsch nach mehr Beachtung und Zuwendung sein, aber auch der Wunsch, endlich in Ruhe gelassen zu werden. Manchmal ist eine Hautkrankheit aber auch ein Signal an den Betroffenen selbst, wenn dieser nicht auf innere Signale hören will und zu sehr nach außen orientiert ist.

Der Wunsch nach mehr Zuwendung durch die Umwelt wird deutlich, wenn der Betroffene oft über seine Erkrankung klagt, sehr oft zum Arzt geht und die Krankheit offen zeigt oder sie auffällig verdeckt. Fällt es dem Betroffenen schwer, sich auf angemessene Art und Weise auszudrücken? *Erwartet er Zuwendung, oder sollte er sich mehr sich selbst zuwenden?*

Menschen, die unter starkem beruflichen oder privaten Druck stehen, sich aber die Überforderung nicht eingestehen wollen, drücken ihre Abwehr manchmal mit Hauterscheinungen aus. Sie sollen signalisieren: Nehmt Abstand! Laßt mich in Ruhe! Auch hier stellt sich die Frage, ob und warum sich der Betroffene nicht adäquat ausdrücken kann, sondern in die Krankheit flüchten muß. Hat er Angst, sich dem Druck zu widersetzen? Kann er die Konsequenzen nicht ertragen?

Wenn das Selbstbild den eigenen Anforderungen nicht genügt, wenn jemand sich für sehr stark und unverletzlich hält und innere Signale der Überlastung oder Vernachlässigung nicht wahrnehmen will, so reagiert der Körper-Geist-Seele-Komplex möglicherweise mit einem Signal, das auch der sehr nach außen gewandte Mensch wahrnimmt. Es stellt sich die Frage, weshalb sich der Betroffene nicht so annehmen kann, wie er ist. Was versucht er mit seinem übersteigerten Selbstbild zu kompensieren? Sucht er nach einem Grund für den Mangel an Liebe anderen gegenüber? Oder ist er übersensibel und hält es für nötig, seine wahren Gefühle zu verbergen?

6. Erkrankungen der Atemwege

Der Atem ist die Verbindung unseres materiellen Körpers mit der feinstofflichen Ebene. Durch die Atmung nehmen wir die Lebensenergie auf und geben auch Energie ab. Durch die Atmung sind wir eins mit der Umwelt, durch den Atem stehen wir in ständigem Austausch mit den anderen Lebewesen des Planeten. Die Atmung ist aber auch der beste Indikator für die innere seelische Harmonie, das Gleichgewicht der Kräfte, Geben und Nehmen, Nachgeben und Widerstehen, Stärke und Schwäche.

Probleme mit der Atmung sind meist auch Probleme mit der Kommunikation. Daher lautet die erste Frage: In welchem Bereich ist die Kommunikation gestört?

Die Art der Atemstörung kann dabei einen ersten Hinweis geben. Liegt das Problem eher beim Ausatmen, also beim Geben und Sich-hingeben (z.B. beim Asthma)? Oder liegt es eher beim Einatmen, beim Annehmen von Gefühlen und Akzeptieren anderer Meinungen und Auffassungen (z.B. bei Bronchitis)?

Oft ist die Atmung aber auch sekundär durch die freiwillige oder unfreiwillige Aufnahme von Giften (Rauch bzw. Abgase) gestört. Während die Störung der Atmung durch das unfreiwillige Einatmen von Abgasen völlig normal ist und höchstens eine etwas übersteigerte Sensibilität anzeigt, ist das freiwillige Einatmen von Teerdämpfen doch eher bedenklich. Auch hier handelt es sich jedoch meist um eine Kommunikationsstörung. Ist der Betroffene nicht in der Lage, mit anderen Menschen ohne seinen „Rauchschleier" zu kommunizieren? Oder ist in erster Linie die Kommunikation mit dem eigenen Körper gestört?

Beim Rauchen stellt sich natürlich auch immer die Frage nach der Suchtproblematik (siehe unter 8. Psychische Probleme).

7. Herz-Kreislauferkrankungen

Das Blut und das Herz-Kreislaufsystem hängen mit der Verteilung der Lebensenergie zusammen. Vitalität, Lebensfreude und Liebesfähigkeit sind damit verbunden. Dabei gibt es zwei Pole: die überschießende Vitalität, die in Hektik und Aggression umschlagen und sich in Bluthochdruck und einem Herzinfarkt zeigen kann, oder der Mangel an Lebensenergie, an Freude und Gefühlswärme, der sich oft in einer Anämie (Blutarmut), Hypotonie (niedriger Blutdruck) oder in Krampfadern manifestiert.

Wie bei der Atmung ist hier die Harmonie zwischen den Polen wichtig. Herz- und Kreislaufprobleme hängen manchmal auch direkt mit der Atmung zusammen.

Bei einem Vitalitätsüberschuß stellt sich die Frage, welcher Mangel überspielt werden soll. Ist diese übertriebene Vitalität wirklich produktiv? Oder richtet sie sich eher gegen den Betroffenen? Von welchen Aggressionen wird der Betroffene angetrieben?

Ein Mangel an Vitalität zeigt entweder einen Mangel an Aufnahmebereitschaft an — der dann oft mit der Atmung zusammenhängt — oder aber die Unterdrückung von Problemen und Ängsten. Welche Gefühle können nicht zugelassen werden? Warum hat der Betroffene Angst, sich zu öffnen und das Schöne und Angenehme zuzulassen?

8. Psychische Probleme

● Aggressionen

Eine Aggression ist stets ein Ausdruck der Verzweiflung über die scheinbare Unlösbarkeit eines Problems. Was verhindert die Lösung? Weshalb sieht der Betroffene keine Lösungswege? Weshalb kann er das Problem nicht loslassen, wenn es unauflösbar ist? Richtet sich die Aggression in Wirklichkeit gegen ihn selbst?

● Ängste

Jeder gesunde Mensch hat auch ab und zu Angst; sie stellt einen notwendigen Überlebensmechanismus dar. Viele Ängste behindern uns jedoch, statt uns zu helfen. Angst hindert uns daran, etwas zu tun. Daher muß die erste Frage lauten: Was wird aufgrund der vorhandenen Angst vermieden?

Manchmal führt auch ein einzelnes unangenehmes Erlebnis zu einer Angst; in solchen Fällen kann man fragen, weshalb der Betroffene die Angstreaktion so schnell gelernt hat, sie aber so langsam wieder verlernt. Warum fällt es so schwer, einmal gefaßte Meinungen zu revidieren? Gesteht sich der Betroffene nur sehr ungern ein, Fehler zu machen?

● Depressionen

Eine übersteigerte und ungewöhnlich lang anhaltende traurige Stimmung, die vielleicht sogar von Selbsttötungsgedanken begleitet wird, weist meistens auf einen Mangel an Zuwendung hin. Weshalb erfährt der Betroffene zuwenig Liebe? Ist er nicht bereit, Liebe anzunehmen, oder gibt er selbst so wenig Liebe? Was hindert ihn daran, sich von dem, das ihn bedrückt, zu trennen und neue Wege zu beschreiten?

● Suchtprobleme

Ob es sich nun um früher oder später lebensbedrohliche Drogen wie Heroin, Alkohol oder Nikotin handelt, oder um weniger gefährliche wie Haschisch oder Marihuana, ob sie aufputschen wie Kokain oder beruhigen wie Valium – eins ist ihnen gemein: Der Betroffene nimmt sie, um dem Alltag zu entfliehen. Das Problem ergibt sich dann, wenn Drogen regelmäßig genommen werden. Dann stellt sich natürlich zuerst die Frage, vor welchen Dingen der Betroffene zu fliehen versucht. Welche seiner Wahrnehmungen sind ihm so unangenehm? Weshalb versucht er nicht, an sich die Probleme zu ändern? Scheut er die Anstrengung? Traut er es sich nicht zu? Oder sieht er keine Probleme bei sich selbst?

Alkohol:
Warum werden alle Wahrnehmungen unterdrückt? Welche Anteile von Innen- und Außenwelt erscheinen so unerträglich?

Nikotin:
Weshalb ist der Betroffene so nervös? Was versucht er zu überspielen?

Haschisch:
Warum können die angenehmen Träume nicht verwirklicht werden?

Kokain:
Weshalb wird die Hektik und äußerliche Betriebsamkeit dem Blick nach innen vorgezogen? Vielleicht ist das Innenleben nicht so interessant, wie es der Betroffene gerne hätte?

Alkohol, Nikotin, Heroin und bestimmte Medikamente führen zu *körperlicher* Abhängigkeit, schweren körperlichen und geistigen Schäden, also Sucht im engeren Sinne. Suchtverhalten ist jedoch nicht auf diese Stoffe beschränkt; eine „psychische Abhängigkeit" kann von nahezu allem bestehen: von bestimmten Menschen, von Erfolg oder von Sex. Abhängigkeiten, die sich auf äußere Dinge beziehen, führen jedoch früher oder später zu Problemen – spätestens dann, wenn diese nicht mehr verfügbar sind. Es stellt sich bei einer solchen psychischen Abhängigkeit immer die Frage, welcher fehlende Anteil des Innenlebens durch äußere Einflüsse ersetzt werden soll.

● Nervosität
Ein Ausdruck der Nervosität ist die ständige Anspannung und Übererregbarkeit des Betroffenen. Die Anspannung ist wiederum ein Anzeichen für unterdrückte Ängste und Mißtrauen gegenüber seinen Mitmenschen. Daher muß man fragen, vor was der Betroffene auf der Hut ist. Kommt das Mißtrauen anderer Menschen gegenüber von eigenen schlechten Gedanken oder Schuldgefühlen? Oder wird es von Minderwertigkeitsgefühlen verursacht?

● Schlaflosigkeit
Wenn einem zuviel im Kopf herumgeht, wenn man die Gedanken nicht loslassen kann, findet man keinen Schlaf. Manchmal ist es auch die Angst vor dem Vergessen, die den Schlaf verhindert oder zu Alpträumen führt. Was will der Betroffene bewußt nicht loslassen, obwohl er merkt, daß sein Unterbewußtsein durchaus loslassen und vergessen will? Was sind die Konsequenzen des Vergessens? Hat er Angst, selbst vergessen zu werden oder sich selbst zu verlieren?

9. Augenprobleme

Mit den Augen verbindet sich unser Geist mit der Außenwelt. Mit den Augen erkennen wir, wo wir uns befinden, wer uns gegenübersteht, und wir nehmen die Schönheit der Natur wahr. Bei Augenproblemen ist die Sicht behindert; oft nicht nur im direkten, sondern auch im übertragenen Sinn. Der Blick auf die Realität ist getrübt. Was zu sehen fällt dem Betroffenen schwer? Verschließt er die Augen vor den unangenehmen Anteilen der Realität? Oder hat er versucht, zuviel aufzunehmen, so daß sich seine Augen überanstrengt oder entzündet haben? Was fehlt ihm, nach was sucht er wirklich?

Mit den Augen „nehmen" wir aber nicht nur; wir „geben" auch. Die Augen sind der „Spiegel der Seele" und zeigen den Mitmenschen einen kleinen Teil der Innenwelt. Daher können Augenprobleme auch auf Kommunikationsschwierigkeiten hinweisen. Dabei stehen emotionale Probleme, die jedoch schon die Bewußtseinsschwelle überschritten haben, im Vordergrund. Fragen, mit denen man diesen Problemkreis eingrenzen kann, könnten lauten: Weshalb drücken die Augen etwas anderes aus als die Sprache des Betroffenen? Weshalb kann er einem nicht in die Augen schauen? Fühlt er sich unterlegen? Oder schämt er sich seiner Gefühle und versucht, sie zu unterdrücken?

10. Probleme mit Sprache und Gehör

Die Sprache ist eines der Dinge, die für den Menschen am bedeutsamsten sind. Störungen der Sprache oder des Sprachverständnisses haben stets mit Schwierigkeiten im zwischenmenschlichen Bereich zu tun. Oft handelt es sich um einen Rückzug aus der Welt der Menschen, mit denen man zu tun hat. Mit welchen Aspekten der Mitmenschen kommt der Betroffene nicht zurecht? Sind es eher Aspekte, die ihm selbst fehlen – ein Hinweis auf Gefühle der Unterlegenheit – oder eher Aspekte, die er an sich selbst nicht leiden kann?

Es kann aber auch eine starke Angst, die mit unangemessener Anstrengung bekämpft wird, hinter den Problemen stehen, beispielsweise beim Stottern oder bei Heiserkeit. Diese Angst ist oft die Angst vor Auseinandersetzungen; die Krankheit bewirkt, daß es dem Betroffenen schwerfällt zu widersprechen, er sich aber nicht den Vorwurf machen muß, versagt zu haben. Damit ist auch ein gutes Stück Selbsttäuschung im Spiel. Was kann der Betroffene nicht herauslassen? Spielt die Angst vor der eigenen Aggressivität eine Rolle? Welchen Teil seiner selbst kann er nicht voll akzeptieren?

11. Verletzungen

Bei einer Verletzung wird die Grenze zwischen der Person und der Außenwelt gewaltsam durchbrochen. Oft ist dies kein Zufall, sondern ein Anzeichen dafür, daß diese Grenze nicht richtig wahrgenommen wird. Sind die Grenzen zu eng oder zu weit? Hält sich der Betroffene für größer und wichtiger, als er es ist? Oder betrachtet er sich selbst als kleiner und unbedeutender?

Eine weitere Möglichkeit, an die gedacht werden sollte, ist der unbewußte Wunsch sich selbst zu bestrafen. Fühlt sich der Betroffene schuldig? Was kann er an sich nicht annehmen?

8. Kapitel:
Die Herstellung der Bach-Blütenessenzen

Sorgfältigkeit ist das A und O

In den meisten Büchern über die Bach-Blütentherapie wird die Methode der Herstellung gar nicht erwähnt, lediglich angedeutet und auf Bezugsquellen verwiesen, oder sehr vereinfacht dargestellt. Insbesondere letzteres scheint uns dabei am wenigsten sinnvoll. Die Herstellung der Essenzen ist nämlich nur auf den ersten Blick einfach.

Um wirkliche Essenzen zu erhalten, also Flüssigkeiten, in denen die tiefe Kraft der Bachblüten enthalten ist, sind einige Vorbereitungen sowie eine große Sorgfalt bei der Herstellung notwendig.

Nun könnte man sich natürlich mit den fertigen Essenzen, die von einigen Firmen angeboten werden, zufriedengeben. Bei diesen, meist in England hergestellten, sogenannten *stock bottles* kann man wohl von einer verantwortungsvollen Herstellung ausgehen.

Einige Gründe legen es dennoch nahe, das Thema der Gewinnung der Heilessenzen ausführlicher zu behandeln.

Zum einen übt bereits die intensive Beschäftigung mit den Kräften der Natur eine heilsame Wirkung auf uns aus. Die Bewegung in der Natur, das Sehen, Riechen und Tasten der Pflanzen vermag oft, uns ein neues Gefühl für das Leben zu geben – der Erfahrenere wird immer tiefer blicken können und die verborgenen Kräfte und Wunder der Natur erkennen.

Zum zweiten enthalten die Essenzen neben der Energie der Bachblüten auch noch die Trägerstoffe, nämlich Wasser und Alkohol. Es gilt nun für die Gewinnung der Essenzen der Grundsatz, daß sie in möglichst reiner Harmonie mit der Natur stehen sollten; eine Abweichung von diesem Grundsatz macht die erhaltenen Flüssigkeiten entweder zu rein materiellen Alkohol-/Wasser-Gemischen oder schwächt zumindest die Wirksamkeit. Schon der Zusatz von

Alkohol ist eine abschwächende Maßnahme; bei den in alle Welt versandten Essenzen wurde dieses Problem dadurch gemindert, daß entweder reiner Alkohol oder Whiskey aus den reinsten Rohstoffen der Gegend, aus der auch die Blüten stammen, verwendet wurde.

Drittens zeigte sich, daß eine Vorbereitung durch Meditation schon bei der Herstellung der Essenzen deren Wirksamkeit verstärken kann. Wenn Sie sich also entschließen, Ihre Bach-Blütenessenzen selbst herzustellen, werden Sie mit der folgenden Anleitung äußerst wirksame Essenzen erhalten. Vielen ist es wahrscheinlich zu mühsam oder nur schwer möglich, die Essenzen selbst zu gewinnen. Doch diejenigen, die diese verantwortungsvolle Aufgabe für andere mit übernommen haben, werden wohl die eine oder andere Anregung zum Nutzen aller aufnehmen können.

Das entscheidende Argument war schließlich die Entdeckung der Intuitiven Blütentherapie (siehe Seite 73 f.). Wenn Sie selbst in die Natur gehen wollen, um intuitiv Ihre persönlichen Essenzen zu finden, wird Ihnen wohl gar nichts anderes übrigbleiben, als die Herstellung selbst durchzuführen.

Die Vorbereitung

Eine gewissenhafte Herstellung der Essenzen erfordert eine gründliche Vorbereitung. Natürlich sind auch bestimmte materielle Vorbereitungen zu treffen; doch insbesondere die seelisch-geistige Vorbereitung sollte gut bedacht werden. Zu Beginn sollte daher die seelische Vorbereitung stehen. Wir können uns mit einer Meditation, einem Gebet oder auch einer Entspannungsübung auf das Folgende einstellen. Es ist wichtig, während der gesamten Herstellungsphase konzentriert und entspannt zu bleiben. Man sollte sich auch auf keinen Fall mehr als eine Essenz am Tag vornehmen.

Selbstverständlich muß bekannt sein, wo die entsprechenden Blüten zu finden sind. Ganz allgemein kann gelten, daß die Essenz um so stärker wird, je natürlicher und unbelasteter von physischen und psychischen Einflüssen die Pflanze aufgewachsen ist. Kultivierte Pflanzen sind nur ausnahmsweise zu verwenden.

Heute ist es sicherlich schwierig, all diese Bedingungen zu erfüllen – zu sehr ist unsere Umwelt schon geschädigt. Doch mit etwas gutem Willen wird man selbst heute noch einige relativ geschützte Plätze auffinden können.

Halten Sie einige Glasschalen und Glasflaschen bereit, die Sie zuvor mindestens 20 Minuten lang in kochendem Wasser gereinigt haben. Auch für dieses Abkochen sollten wir bereits möglichst natürliches und reines Wasser verwenden. Nur in den seltensten Fällen wird es möglich sein, sich für diesen Zweck frisches Quellwasser zu besorgen; als zweite gute Möglichkeit bietet es sich an, Mineralwasser mit der Bezeichnung „natürliches Quellwasser" zu kaufen.

Höchstwahrscheinlich werden Sie an der Stelle, an der Sie die Blüten sammeln, nicht auch klares Quellwasser finden können; daher müssen wir uns überlegen, was die zweitbeste Möglichkeit ist. Die Essenz stellt nämlich eine Einheit dar, die um so vollständiger ist, desto einheitlicher Trägersubstanz (das Wasser) und die Blütenenergie sind. Wie beim Auskochen, so ist auch hier Mineralwasser mit der Aufschrift „natürliches Quellwasser" die weitaus beste Notlösung, die mit einer kleinen zusätzlichen Vorbereitung der Ideallösung entspricht: Stellen Sie das Wasser eine Nacht lang an die Stelle, an der Sie auch die Blüten sammeln wollen.

Der Tag, an dem Sie die Essenz gewinnen wollen, muß klar und sonnig sein. Dies ist für die Herstellung von allergrößter Bedeutung! Wenn die Sonne dabei für mehr als fünf bis zehn Minuten von Wolken verdeckt wird, kann dies unsere ganze Arbeit zunichte machen! Die beste Zeit zum Sammeln der Blüten ist der frühe Morgen, kurz nach Sonnenaufgang.

Der Vorgang der Essenzgewinnung

Nachdem wir uns gewaschen und mit einem Gebet oder einer kleinen Meditation auf das Folgende vorbereitet haben, begeben wir uns an den Ort, an dem die entsprechenden Blüten zu finden sind.

Bevor wir die Blüten einsammeln, füllen wir eine der mitgebrachten Schalen mit Wasser. Die Blüten sollten nämlich unmittelbar nach dem Pflücken in das Wasser gelegt werden. Dabei sollten wir auch darauf achten, die Pflanzen nur so weit, wie es für unseren Zweck unbedingt notwendig ist, zu schädigen. Es sollte auch bedacht werden, daß schon einige wenige Blüten vollkommen ausreichen, eine große Schale Wasser in Essenz zu verwandeln. Besonders gilt dies für Baumblüten. Manchmal wird empfohlen, ganze Ästchen abzuschneiden; wir empfinden diese Methode nicht als angemessen für die sanfte, naturgemäße Blütentherapie.

Nun gilt es, einen Platz zu finden, der mindestens eine Stunde von der Sonne beschienen wird. Dort füllen wir weitere Glasschälchen mit Wasser und geben einige der gesammelten Blüten hinein. Mindestens drei Schälchen sollten vorbereitet sein, um sicherzustellen, daß eventuelle Störungen nicht alles Bisherige vernichten. Solche Störungen sind vor allem Blätter oder Insekten, die in das Wasser fallen; dann müssen wir das entsprechende Schälchen ausgießen, da eine wirksame Blütenessenz nun nicht mehr entstehen kann. Es ist auch darauf zu achten, daß kein Schatten − vor allem nicht unser eigener − auf die gefüllten Schalen fällt.

Die Schälchen stellen wir also vor uns auf, so daß wir in die Sonne blicken und unser Schatten hinter uns fällt. Wir setzen uns und begleiten die Entstehung der Essenz mit liebevoller Aufmerksamkeit. Diese beobachtende, meditative Haltung unterstützt − unserer Erfahrung nach − die Wirksamkeit der Essenz bedeutend. Wenn Sie wollen, können Sie währenddessen auch ein Gebet sprechen.

Nach ein bis zwei Stunden − im Hochsommer auch weniger − haben die Blüten ihre Kraft an das Wasser abgegeben: die Blütenessenz ist nun fertig. Vorsichtig entfernen wir die Blüten aus dem Wasser und füllen die Essenz in eine mitgebrachte Flasche.

Der Vollständigkeit halber sei hier noch kurz die Kochmethode der Essenzgewinnung beschrieben, die Dr. Bach selbst bei den Baumblüten anwandte. Dies kann jedoch nur eine Hilfsmethode sein, da die Kraft des Sonnenlichts einen großen Teil der Wirksamkeit der Essenz ausmacht. Mitunter ist es jedoch nicht möglich − z.B. aufgrund permanent schlechten Wetters − die Essenz in der Natur herzustellen. Mit etwas Mühe wird man jedoch auch mit der Kochmethode ein befriedigendes Ergebnis erzielen können.

Die Blüten sollten sofort nach Sonnenaufgang gesammelt und dann so schnell wie möglich nach Hause transportiert werden. Beim Sammeln sollten wir eine Flasche mit reinem Wasser mit uns tragen, um es sozusagen vorzubereiten.

Zu Hause geben wir das so vorbereitete Wasser in einen Emailtopf, geben die Blüten hinzu und lassen es etwa eine halbe Stunde ohne Deckel kochen. Nachdem die fertige Essenz dann abgekühlt ist, können wir sie abfüllen. Dazu benötigen wir Filterpapier oder ein Leinentuch, um die gekochten Blüten abzusieben.

Bei der Kochmethode ist die seelische Haltung von ganz besonderer Bedeutung, da sie die positiven Kräfte der Natur und der Sonne ersetzen soll!

Die Herstellung von Vorräten

Am vorteilhaftesten ist es natürlich, die Essenz, so wie sie ist, zu verwenden. Doch ist es nicht nötig, ganze Gläser zu trinken. Zwei Tropfen in einem Glas mit klarem Wasser genügen vollauf, um die ganze Wirkung der Essenz zur Geltung zu bringen. Wir müssen uns ja immer vor Augen halten, daß die Bach-Blütenessenzen keine materielle Medizin darstellen; bei der Verdünnung der Essenzen geht also nur deshalb etwas von der ursprünglichen Wirkung verloren, weil wir „unreine" Zusätze verwenden. Nehmen wir wieder Wasser aus einer Quelle am Ort, an dem die Blüten gesammelt wurden, oder Wasser, das wir auf oben beschriebene Weise vorbereitet haben, wird überhaupt kein Verlust auftreten.

Nun ist ja das Wasser leider nicht unbegrenzt haltbar. Deshalb werden die Bach-Blütenessenzen so gut wie immer mit bis zu einem Drittel oder bis zur Hälfte mit Alkohol versetzt, um die Essenz auf diese Weise nahezu unbegrenzt haltbar zu machen. Bei einer Vermischung mit Alkohol geht jedoch ein wenig der ursprünglichen Wirkung verloren. Deshalb sollten wir zwei Dinge beachten, um diesen Verlust so gering wie möglich zu halten. Verwenden Sie nur reinsten Alkohol oder Whiskey, der mit den reinsten Zutaten hergestellt wurde. Außerdem sollten Sie den Alkohol, ähnlich wie das Wasser, „vorbereiten", indem Sie ihn einige Zeit an dem Ort aufbewahren, an dem die Blüten zu finden sind.

Werden diese Maßnahmen beachtet und durch eine positive seelische Haltung verstärkt, erhalten wir ganzheitliche, starke Heilmittel. Die so entstandenen haltbaren Essenzen können zur Herstellung der üblichen 30ml-Vorratsfläschchen verwendet werden. Je zwei Tröpfchen der ursprünglichen Essenz auf ein solches Fläschchen Wasser-/Alkohol-Gemisch genügen völlig, um die Heilwirkung ohne Verlust zu übertragen. In der Praxis werden dann wiederum zwei Tropfen aus diesen Vorratsfläschchen verwendet, um eine Flasche Heilmittel herzustellen.

So mühsam die Herstellung auch scheint – das Ergebnis und die Menge der verwendbaren Essenz wiegt diese Mühe leicht auf. Schon eine kleine Schale mit Wasser ergibt einige tausend Tropfen; diese Menge wird durch die Konservierung noch erhöht. Zwei Tropfen daraus ergeben ein Vorratsfläschchen – es entstehen also einige tausend 30ml-Vorratsfläschchen, die wiederum etwa je 160 Flaschen Heilmittel ergeben. Aus einer Schale Blütenessenz können also viele tausend Flaschen Heilmittel entstehen!

Sicherlich lohnt sich der Aufwand nicht, um Geld zu sparen. Doch dieser Tag wird ein besonderer Tag in Ihrem Leben werden. Und die Essenz, die Sie selbst hergestellt haben, wird Sie lange begleiten und überdies von größerer Wirksamkeit sein als die käuflichen Fertigprodukte.

Im Anhang dieses Buches finden Sie jeweils eine Kurzbeschreibung über Vorkommen, Aussehen und Blütezeit der einzelnen Bachblüten. Die Abbildungen sind dem Werk „Blütenbilder − Seelenbilder" von Beatrice C. Müller und Siegfried Köpfer, erschienen im Aurum Verlag, Braunschweig 1991, entnommen.

Literatur

Aichele, D. und Grolte-Bechtle, M.: Was blüht denn da?; Franckh, Stuttgart

Bach, Edward: Blumen, die durch die Seele heilen; Hugendubel, München

Müller, Beatrice C./Köpfer, Siegfried: Blütenbilder − Seelenbilder; Aurum, Braunschweig

Blome, Götz: Mit Blumen heilen; Bauer, Freiburg

Petersen, Jens: Heile dich selbst mit den Bachblüten; Knaur, München

Scheffer, Mechthild: Die Bachblüten-Therapie; Hugendubel, München

Schweppe/Schwarz: Aurea − The Road to Paradise: Musik und Meditationen aus dem Energiefeld der Bachblüten; Integral, Wessobrunn

Weberling, F. und Schwantes, H. O.: Pflanzensystematik; Eugen Ulmer Verlag, Stuttgart

Weeks, Nora: Dr. Edward Bach; Hugendubel, München

Anhang: Wo die Bachblüten zu finden sind

Dieses Buch wäre nicht vollständig, würden wir nicht auch mitteilen, wo und wann die entsprechenden Bachblüten zu finden sind und wie man sie erkennen kann. Allerdings können wir hier natürlich kein ausführliches Pflanzenkundebuch ersetzen, das sehr hilfreich beim Auffinden der entsprechenden Blüten sein kann. Mit der Zeit werden Sie vielleicht ein tieferes Interesse an den Pflanzen gewinnen; wir haben deshalb im Literaturverzeichnis auch Bücher, die sich allgemein mit Pflanzen befassen, aufgeführt.

Allerdings ist diese intellektuelle Beschäftigung nicht so wichtig wie das innere Verständnis für die Natur und die Kraft der Intuition – das gilt natürlich ganz besonders für die Intuitive Blütentherapie.

Die folgenden Hinweise werden wohl in den meisten Fällen genügen, um erste Versuche mit dem Auffinden der Blüten und der Gewinnung der Essenzen zu unternehmen.

Agrimony (Odermennig – Agrimonia eupatoria)

Vorkommen: an Hecken und Wegrändern, auf kalkreichen Böden

Aussehen: gelbe Blüten, 30 – 100 cm hoch, Blütendurchmesser etwa 5 – 8 mm

Blütezeit: Juni bis August

Sonstiges: Man sollte keine einzelnen Blüten, sondern blühende Stiele mit möglichst wenig Knospen verwenden.

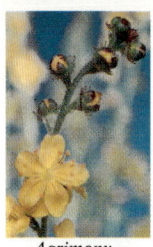

Agrimony

Aspen (Espe – Populus tremula)

Vorkommen: auf kargem Boden und in sumpfigen Auen

Aussehen: kleiner Baum mit bis zu 15 m Höhe, kleine, graue Kätzchen, graue Blüten, glatte, silbrig-grüne Rinde

Blütezeit: Februar bis April

Sonstiges: Sammeln Sie sowohl männliche als auch weibliche Blüten.

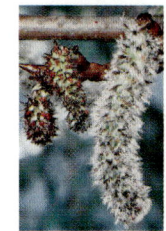

Aspen

Beech (Buche – Fagus sylvatica)

Vorkommen: überall, wo der Boden gut bewässert ist

Aussehen: bis zu 30 m hoch, glatte, graue Rinde, rötliche Blüten

Blütezeit: April bis Mai

Sonstiges: Kupfer- und Trauerbuche sind Züchtungen aus der ursprünglichen Buche und somit nicht zur Herstellung der Essenz geeignet.

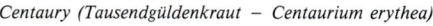

Beech

Centaury (Tausendgüldenkraut – Centaurium erythea)

Vorkommen: im offenen Grasland, trockene, kalkhaltige Böden

Aussehen: 5 – 50 cm Höhe, fünfblättrige, rosa Blüten in Dolden

Blütezeit: Juni bis September

Sonstiges: Verwenden Sie einzelne, vollständig geöffnete Blüten.

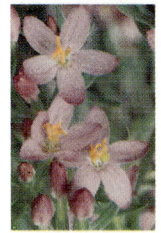

Centaury

Cerato (Bleiwurz – Ceratostigma willmottiana)

Vorkommen: in vielen Gärten und Parks in geschützter Südlage

Aussehen: kleiner Strauch, bis zu 1 m hoch, rotbraune Zweige, hellviolette, fünfblättrige Blüten mit bis zu 15 cm Durchmesser, jede Blüte blüht nur einen Tag

Blütezeit: August bis Oktober

Sonstiges: Drei bis vier unverwelkte Blüten genügen für eine Schale.

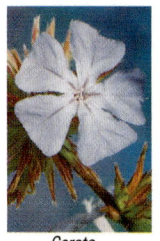

Cerato

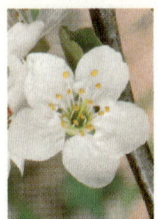

Cherry Plum (Kirsch-Pflaume – Prunus cerasifera)

Vorkommen: an sonnigen, geschützten Plätzen

Aussehen: kleiner Baum von bis zu 8 m Höhe, abgerundete Krone, schneeweiße, fünfblättrige Blüten mit etwa 2 cm Durchmesser

Blütezeit: Februar bis April

Sonstiges: Man findet sie leider hierzulande sehr selten.

Cherry Plum

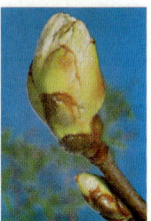

Chestnut Bud (Roßkastanienknospen – Aesculus hippocastanum)

Vorkommen: fast überall

Aussehen: klebrige, große Knospen, hufeisenförmig gezeichnete Blätter

Blütezeit: April

Sonstiges: Die Knospe muß bereits leicht geöffnet sein; eine einzige Knospe reicht bereits zur Herstellung.

Achtung: Die Roßkastanie sollte nicht mit der Roten Kastanie verwechselt werden, die eine eigene Bachblüte ist.

Chestnut Bud

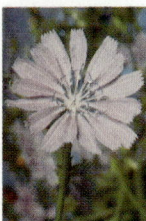

Chicory (Zichorie – Chicorium intybus)

Vorkommen: am Feld- und Wegrand

Aussehen: blaue bis rosafarbene, leicht ausgefranste Blüten, die bis zu 4 cm Durchmesser haben; die Pflanze kann 1 m groß werden, Blätter und Stiele sind unbehaart

Blütezeit: Juli bis September

Sonstiges: Da die Zichorie oft am Feldrand wächst, sollte man darauf achten, daß sie nicht mit Chemikalien verseucht ist; es sollten nur Pflanzen mit reinen, blauen Blüten verwendet werden.

Chicory

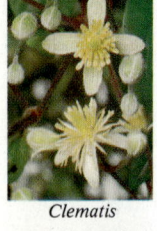

Clematis (Waldrebe – Clematis vitalba)

Vorkommen: rankt sich an Hecken, kleinen Bäumen und Sträuchern hoch

Aussehen: bis zu 30 m lange Stiele, die von Bäumen herabhängen; spitze Blätter etwa 15 cm lang; weiße, vierblättrige Blüten

Blütezeit: Juli bis September

Sonstiges: Die Zierclematis sollte nicht verwendet werden; sammeln Sie besonders Blüten, die stark duften.

Clematis

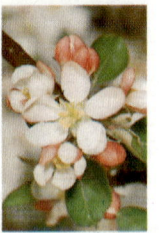

Crab Apple (Holzapfel – Malus sylvestris)

Vorkommen: in Hecken oder am Waldrand

Aussehen: ein kleiner Baum von höchstens 10 m Höhe; rosa Knospen und weiße Blüten von etwa 25 mm Durchmesser

Blütezeit: Mai

Sonstiges: Der Holzapfel sollte nicht mit dem gezüchteten Apfelbaum oder Zierholzäpfeln verwechselt werden.

Crab Apple

122

Elm (Ulme – Ulmus procera)

Vorkommen: an lichten Orten

Aussehen: bis zu 25 m hoher Baum, Zweige wachsen aus dem Hauptstamm; behaarte Blätter; rot-grüne Blüten, die in Büscheln wachsen

Blütezeit: Februar bis März

Sonstiges: Es werden viele Blüten von möglichst mehreren Bäumen verwendet.

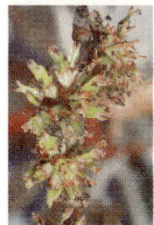

Elm

Gentian (Bitterer Enzian – Gentiana amarella)

Vorkommen: trockene Wiesen, höhere Lagen

Aussehen: Auf einem 10 – 20 cm langen Stiel wachsen die kleinen, purpurfarbenen bis violetten, trompetenförmigen Blüten, deren Kelch von fünf Blättern eingeschlossen wird und von einer weißen Umrandung umgeben ist

Blütezeit: August bis Oktober

Sonstiges: Einige wenige Blüten ohne Stengel reichen für die Herstellung aus.

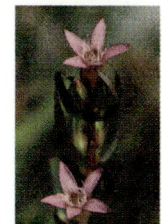

Gentian

Gorse (Stechginster – Ulex europaeus)

Vorkommen: überall, besonders jedoch in der Heide

Aussehen: stacheliger, immergrüner Busch mit 1 – 2 cm langen Dornen; bis zu 2 m hoch; goldfarbene Blüten

Blütezeit: März bis Juni

Sonstiges: Verwenden Sie vor allem nichtduftende Blüten.

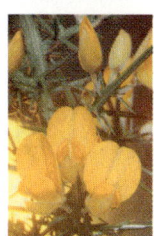

Gorse

Heather (Heidekraut – Calluna vulgaris)

Vorkommen: überall auf sauren Böden

Aussehen: holziger, immergrüner Busch mit sehr kleinen Blättern und purpurnen, vierblättrigen Blüten

Blütezeit: August bis September

Sonstiges: Bach empfahl nur beim Heidekraut, die Essenz am Nachmittag herzustellen; es sollen blühende Stiele mit wenigen Knospen und welken Blüten verwendet werden.

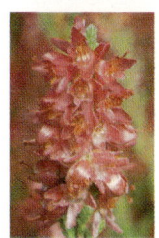

Heather

Holly (Stechpalme – Ilex aquifolium)

Vorkommen: weit verbreitet

Aussehen: immergrüner Baum mit glatter, grauer Rinde, der bis zu 20 m hoch wird; stachelige Blätter; kleine, weiße, stark duftende Blüten

Blütezeit: Mai bis Juni

Sonstiges: Männliche und weibliche Blüten sollten verwendet werden.

123

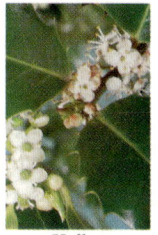

Holly

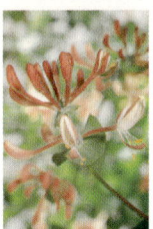

Honeysuckle

Honeysuckle (Geißblatt – Lonicera caprifolium)

Vorkommen: in alten Gärten, gelegentlich wild in Hecken oder am Waldrand

Aussehen: bis zu 6 m lange Kletterpflanze; die Blüten bilden Trauben von roten Röhren, deren Inneres weiß ist

Blütezeit: Juni bis August

Sonstiges: Verwenden Sie die tiefroten Blüten ohne Stiel.

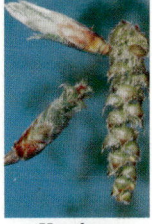

Hornbeam

Hornbeam (Hainbuche – Carpinus betula)

Vorkommen: an freien Stellen mit viel Licht

Aussehen: bis 20 m hoher Baum; glatte Rinde mit grauen Streifen; gezahnte Blätter; gelbe Kätzchen

Blütezeit: April bis Mai

Sonstiges: Man sollte Blüten von verschiedenen Bäumen sammeln.

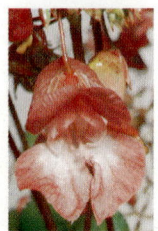

Impatiens

Impatiens (Springkraut – Impatiens glandulifera)

Vorkommen: an Ufern und fließenden Gewässern

Aussehen: große, spitze Blätter mit purpurnem Rand; die Blüte besteht aus fünf zusammengewachsenen, rötlichen Blütenblättern

Blütezeit: Juli bis zum ersten Frost

Sonstiges: Nur die Blüten werden zur Herstellung verwendet.

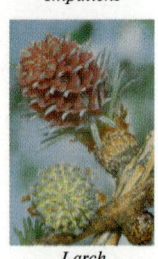

Larch

Larch (Lärche – Larix decidua)

Vorkommen: feuchte Böden

Aussehen: 30 m hoher Nadelbaum, der im Herbst die Nadeln verliert; rote (weibliche) und gelbe (männliche) Blüten

Blütezeit: März bis April

Sonstiges: Blüten beiderlei Geschlechts mitsamt der Knospen werden verwendet.

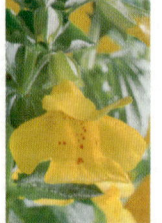

Mimulus

Mimulus (Gauklerblume – Mimulus guttatus)

Vorkommen: an fließenden, klaren, unverseuchten Gewässern

Aussehen: fleischige, grüne Stiele; etwa 50 cm hoch; große, gelbe Blüten mit roten Flecken auf der Unterseite

Blütezeit: Juni bis August

Sonstiges: Zwei bis drei Blüten pro Schale sind ausreichend.

Mustard (Ackersenf – Sinapis arvensis)

Vorkommen: ,,Unkraut'' auf vielen Feldern; am Straßenrand

Aussehen: 50 – 70 cm hoch; vierblättrige, gelbe Blüten mit 1 – 2 cm Durchmesser; gelappte und gezahnte, behaarte Blätter

Blütezeit: Mai bis Juli

Sonstiges: Nur voll geöffnete Blüten ohne die Samenkapseln werden verwendet.

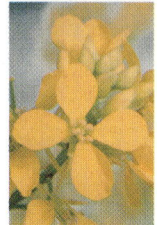

Mustard

Oak (Eiche – Quercus robur)

Vorkommen: überall in Deutschland

Aussehen: Blätter ohne Stiel; knospenähnliche, rote Blüten auf 2 – 3 cm langem Stiel

Blütezeit: April bis Mai

Sonstiges: Man sammelt nur Blüten, die auf der Südseite wachsen.

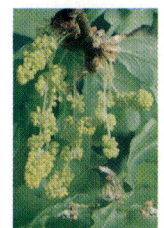

Oak

Olive (Olive – Olea europoea)

Vorkommen: in südlichen Ländern, in bergigen Gegenden

Aussehen: kleiner Baum von 5 – 15 m Höhe; die Blüten wachsen in Dolden, sind creme-weiß und ziemlich klein

Blütezeit: Mai bis Juni

Sonstiges: Ganze Dolden werden verwendet; Oliven in Olivenplantagen eignen sich nicht.

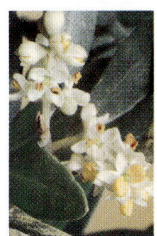

Olive

Pine (Föhre – Pinus sylvestris)

Vorkommen: auf kargen Böden

Aussehen: großer immergrüner Nadelbaum mit paarigen Nadeln von 5 – 8 cm Länge; die weiblichen Blüten sind kleine, rötliche Zapfen, die männlichen bilden Trauben kleiner, gelblicher Kügelchen

Blütezeit: Mai

Sonstiges: Die Blüten sollten dann gesammelt werden, wenn beim Schütteln gelbliche Pollenwölkchen entstehen.

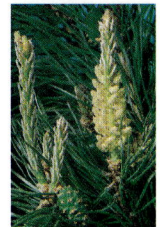

Pine

Red Chestnut (Rote Kastanie – Aesculus carnea)

Vorkommen: in ganz Deutschland

Aussehen: 10 – 15 m hoch; die Blüten bilden stehende rote Kerzen von 1 – 2 cm Länge

Blütezeit: Mai bis Juni

Sonstiges: Die gesamten Kerzen werden zur Herstellung der Essenz benötigt.

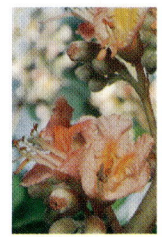

Red Chestnut

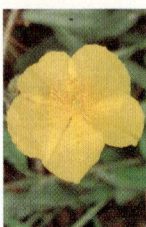

Rock Rose

Rock Rose (Sonnenröschen – Helianthemum nummularium)

Vorkommen: auf felsigem Boden im Mittelgebirge

Aussehen: große, goldgelbe Blütenblätter; die Blüte ist flach und hat etwa 2 – 3 cm Durchmesser

Blütezeit: Mai bis August

Sonstiges: Dr. Bach betonte, daß nur wildwachsende Blüten verwendet werden sollten.

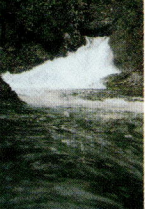

Rock Water

Rock Water (Quellwasser)

Das Heilmittel Quellwasser stellt eine Besonderheit im System der Heiler Dr. Bachs dar. Es ist nicht nur der optimale Träger für die Aufnahme der Heilkräfte der Blüten, sondern auch für sich allein ein starkes Heilmittel.

Daß das Quellwasser selbst zu einer Essenz werden kann, illustriert sehr gut die nicht-materielle Natur der Bachschen Methode. Spätestens hier wird klar, daß dem Sonnenlicht eine nicht zu unterschätzende Kraftwirkung zukommt, die bei der Kochmethode wegfällt.

Vorkommen: geeignete Quellen finden sich aufgrund der fortgeschrittenen Verschmutzung unserer Umwelt fast nur noch im Gebirge

Zeit: Quellwasser-Essenz sollte möglichst im Frühjahr gewonnen werden

Sonstiges: Die Herstellung erfolgt wie die der anderen Essenzen, indem eine Schale mit Quellwasser etwa eine Stunde in ungetrübtem Sonnenlicht durchleuchtet wird.

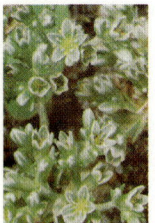

Scleranthus

Scleranthus (Einjähriger Knäuel – Scleranthus anuus)

Vorkommen: auf Sandboden

Aussehen: dicht am Boden wachsend; kleine, stachelige Blätter; die kleinen, grünen Blüten haben keine Blütenblätter

Blütezeit: Mai bis September

Sonstiges: Nur die Blütenköpfe ohne Blätter sollen gesammelt werden.

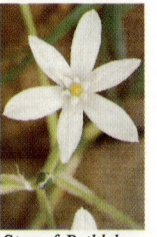

Star of Bethlehem

Star of Bethlehem (Goldiger Milchstern – Ornithogalum umbellatum)

Vorkommen: offenes Grasland auf trockenen Böden

Aussehen: leuchtend weiße, sechsblättrige Blüten mit grünen Streifen auf der Rückseite; die Blüten haben 3 cm Durchmesser und sitzen auf einer Dolde, die bis zu zehn Blüten trägt

Blütezeit: April bis Juni

Sonstiges: Nur voll geöffnete Blüten sollte man sammeln; pflücken Sie von einer Dolde nur je eine Blüte.

Sweet Chestnut (Edelkastanie — Castanea sativa)

Vorkommen: besonders auf sandhaltigen Böden im Süden Deutschlands

Aussehen: sehr massiv mit großem Umfang und bis zu 30 m hoch; lange, spitze Blätter; männliche Blüten sind 2 – 3 cm lange, goldene Kätzchen; die weiblichen Blüten sind grün und unauffällig

Blütezeit: Juli

Sonstiges: Verwenden Sie gleichermaßen männliche wie weibliche Blüten.

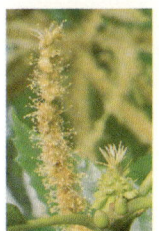

Sweet Chestnut

Vervain (Eisenkraut — Verbena officinalis)

Vorkommen: am Wegrand, auf trockenen Böden

Aussehen: bis 1 m hoch, 4 – 5 mm kleine, rosa Blüten; behaarte Blätter, die nach oben hin kleiner werden

Blütezeit: Juni bis September

Sonstiges: Verwenden Sie nur aufgeblühte Blüten.

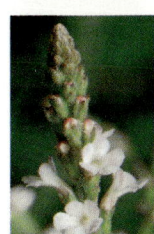

Vervain

Vine (Weinrebe — Vitis vinifera)

Vorkommen: überall, wo es sonnig und warm ist

Aussehen: wild gewachsen können die rankenden Stiele bis zu 20 m lang werden; fünfzackige Blätter; kleine grüne Blüten, die verzweigte Trauben bilden

Blütezeit: Mai bis Juni

Sonstiges: Es sollten ganze, duftende Blütentrauben nur von wilden Weinreben verwendet werden.

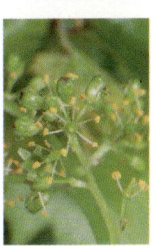

Vine

Walnut (Walnuß — Juglans regia)

Vorkommen: warme Gegenden und fruchtbare Böden

Aussehen: duftende Blätter, spitze Blätter mit 7 bis 10 Nebenblättern; kleine, grüne, flaschenförmige Blüten

Blütezeit: April bis Mai

Sonstiges: Zusätzlich zu den (weiblichen) Blüten können auch noch einige männliche Kätzchen hinzugefügt werden.

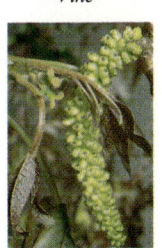

Walnut

Water Violet (Sumpfwasserfeder — Hottonia palustris)

Vorkommen: in sumpfigen Gegenden

Aussehen: gefiederte Blätter unterhalb der Wasseroberfläche; kleine Blüten mit fünf blaßrosa Blütenblättern und einem gelben Mittelpunkt

Blütezeit: Mai bis Juni

Sonstiges: Verwenden Sie möglichst große Blüten.

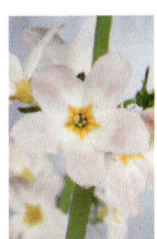

Water Violet

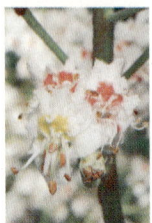

White Chestnut

White Chestnut (Roßkastanie – Aesculus hippocastanum)

Vorkommen: auf weiten, lichten Plätzen

Aussehen: handförmige Blätter aus fünf oder sieben Einzelblättern; die weißen Blüten mit rosa oder gelbem Mittelpunkt sind in weißen Kerzen angeordnet

Blütezeit: Mai bis Juni

Sonstiges: Eine Blütenkerze mit vielen geöffneten Blüten genügt.

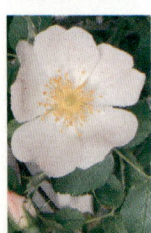

Wild Oat

Wild Oat (Wald-Trespe – Bromus ramosus)

Vorkommen: an Waldrändern

Aussehen: sehr hohes Gras (bis 1,5 m); behaarte Garbe

Blütezeit: Juli bis August

Sonstiges: Die blühenden Grasspitzen werden verwendet.

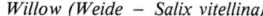

Wild Rose

Wild Rose (Heckenrose – Rosa canina)

Vorkommen: sonnige, gut bewässerte Stellen

Aussehen: bis 4 m lange, rankende Stiele; spitze Blätter mit sieben Nebenblättern; 5 cm große, weiße Blüten mit gelbem Stempel in der Mitte

Blütezeit: Juni bis Juli

Sonstiges: Zwei große Blüten genügen für die Herstellung der Essenz.

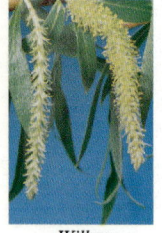

Willow

Willow (Weide – Salix vitellina)

Vorkommen: feuchte Flußufer

Aussehen: 3 – 4 m hoher Hauptstamm, aus dem lange, ausladende Äste wachsen; die Blüten sind lange, grüne Kätzchen

Blütezeit: April bis Mai

Sonstiges: Es besteht die Gefahr der Verwechslung mit anderen Weidearten, besonders der Silberweide, die jedoch silbrige anstatt gelbgrüner Rinde hat.

Diese kurzen Hinweise dienen nur der ersten Orientierung. Viele Blüten sind nur im Ausland oder in entfernt gelegenen Gegenden zu finden. Es ist aber auch nicht notwendig, die Essenzen aller Blüten selbst herzustellen. Schon die Gewinnung von einer oder zwei wirksamen Essenzen ist ein schöner Erfolg. Wichtiger als die gewonnene Essenz, die ja auch gekauft werden kann, ist die tiefe, intuitive Erfahrung mit der Natur, die die eigene Herstellung mit sich bringt.